Dr Constant NURDIN
De la Faculté de Médecine
de Paris
Ancien aide d'anatomie
à l'Ecole de Médecine de Besançon

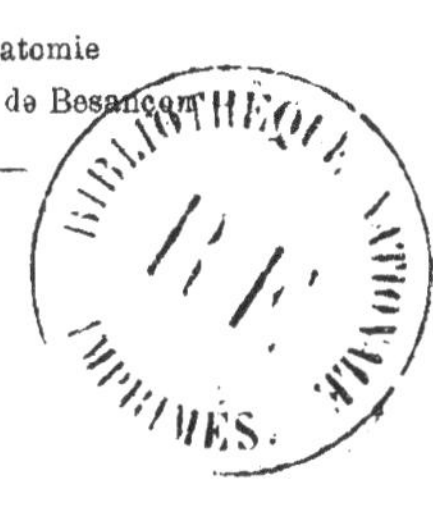

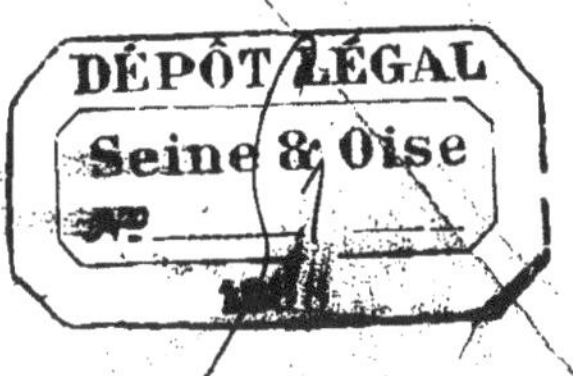

DE LA

Tuberculose herniaire

Et Vagino-Péritonéale

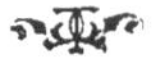

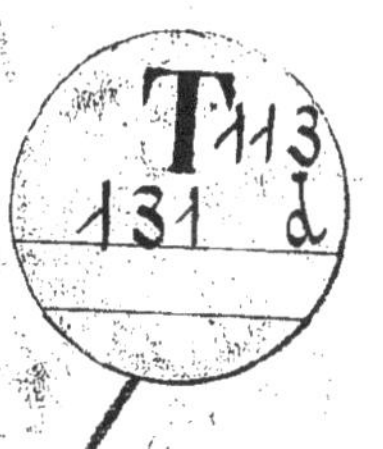

PARIS
Paul DELMAR
29, rue des Boulangers
—
1897

Dr Constant NURDIN
De la Faculté de Médecine
de Paris
Ancien aide d'anatomie
à l'Ecole de Médecine de Besançon

DE LA

Tuberculose herniaire

Et Vagino-Péritonéale

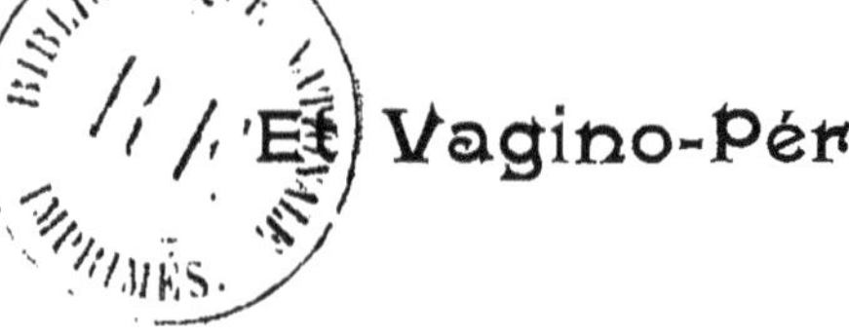

PARIS
Paul DELMAR
29, rue des Boulangers

1897

A MON PÈRE ET A MA MÈRE

FAIBLE TÉMOIGNAGE D'UNE PROFONDE RECONNAISSANCE

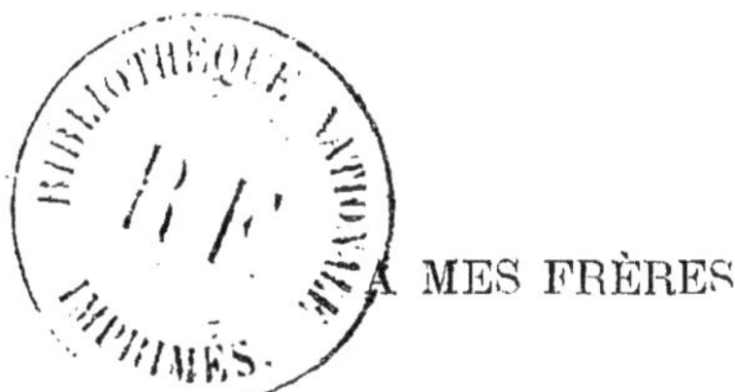

A MES FRÈRES

A MES PARENTS

A MES AMIS

A MES MAITRES DE LA FACULTÉ DE MÉDECINE

ET DES HOPITAUX DE PARIS

A MES MAITRES DE L'ÉCOLE DE MÉDECINE

ET DES HOPITAUX DE BESANÇON

A MON PRÉSIDENT DE THÈSE

MONSIEUR LE PROFESSEUR TILLAUX

Commandeur de la Légion d'honneur

Membre de l'Académie de médecine

Chirurgien des hôpitaux

DE LA

TUBERCULOSE HERNIAIRE

ET VAGINO-PÉRITONÉALE

INTRODUCTION

Pendant nos études médicales, nous avons eu le bonheur de pouvoir profiter de l'enseignement savant de M. le docteur A. Broca, et nous avons pu recueillir dans le service de M. le professeur Lannelongue dont M. Broca est l'assistant, une observation de tuberculose vagino-péritonéale. Comme notre maître en a déjà observé un certain nombre de cas et que d'autre part cette localisation du bacille de Koch est assez peu connue, nous avons choisi comme sujet de notre thèse inaugurale : « La Tuberculose herniaire ».

Il est, en effet, intéressant de voir comment et pourquoi la tuberculose vient se localiser en ce point de la séreuse abdominale, de rechercher comment elle y évolue, d'étudier enfin quel est le traitement qu'il convient d'instituer en pareil cas.

Nous commencerons par exposer aussi complètement que possible l'historique de la question; nous examinerons ensuite l'étiologie et la pathogénie de cette variété de tuberculose. Nous nous arrêterons un moment sur l'anatomie pathologique et nous décrirons les symptômes de la maladie. Il nous restera à envisager le pronostic et le traitement, et à rapporter les observations après avoir consacré quelques lignes à l'étude du diagnostic différentiel. Enfin, nous terminerons en nous résumant dans quelques conclusions.

Mais avant de commencer ce travail, nous sommes heureux de pouvoir rendre un public hommage à tous ceux qui se sont intéressés à nous, à tous ceux qui, par leurs conseils et leurs exemples, ont guidé nos premiers pas dans l'étude, souvent si ardue, des sciences médicales.

M. le docteur A. Broca, chirurgien des Hôpitaux, professeur agregé à la Faculté de Médecine, a droit tout d'abord à nos plus vifs remerciements. C'est à lui que nous devons plusieurs de nos observations; c'est grâce à son expérience et à ses précieux enseignements que nous avons pu entreprendre l'étude de la tuberculose herniaire et vagino-péritonéale. Nous ne saurions l'oublier.

Nos premiers maîtres de l'Ecole de Besançon, MM. les docteurs Saillard, Boisson, Coutenot, Heitz, Chapoy, Bolot, Gauderon ont eu la tâche ingrate de tracer la voie au débutant; le médecin de demain les prie de vouloir bien agréer l'hommage du vivace souvenir qu'il conservera de leur dévouement. Nous aimons tout particulièrement nous rappeler avec quelle obligeance Monsieur le professeur

Bruchon nous a choisi comme aide d'anatomie : nous lui sommes reconnaissant des marques de sympathie et de bienveillance dont il a si souvent fait preuve à notre égard.

Nous tenons aussi à témoigner notre profonde gratitude à tous nos maîtres de Paris dont nous avons, en maintes occasions, mis à profit la science et les conseils éclairés.

Que Monsieur le professeur Tillaux, dont nous avons suivi avec tant d'intérêt les magistrales leçons cliniques, veuille bien recevoir l'expression de notre respectueuse reconnaissance pour l'honneur qu'il nous fait en acceptant la présidence de notre thèse.

Enfin, nous remercions sincèrement M. le docteur R. Petit qui a bien voulu nous communiquer quelques observations et qui, pendant la préparation de ce modeste travail, n'a pas cessé de nous prodiguer ses judicieux conseils.

CHAPITRE PREMIER

HISTORIQUE

La connaissance de la tuberculose herniaire n'est pas de date très ancienne; les lésions tuberculeuses qui peuvent venir se développer soit dans un sac herniaire, chez l'adulte ou chez l'enfant, soit dans le conduit vagino-peritonéal de Ramonède non encore oblitéré, soit enfin dans le canal de Nuck chez la fille n'ont guère attiré l'attention des chirurgiens jusqu'à ces temps derniers.

Cependant cette affection avait déjà été observée et reconnue par Cruveilhier (1) en 1862. — C'est lui qui, dans son admirable ouvrage d'anatomie pathologique générale, a rapporté les trois premières observations de tuberculose herniaire.

Depuis, nous trouvons la relation de deux autres faits du même genre, qui ont été observés et publiés l'un par

1. Cruveilhier. Traité d'anat. pathol. générale. Paris, 1862, t. IV, p. 668.

Hayem (1), l'autre par Puech (2) (de Nîmes). — En 1883. Hanot (3) en donne encore deux nouvelles observations dans sa thèse d'agrégation. Ce sont ces deux observations dont André Boursier (4) parle en 1888 dans son article « Hernies en général » du Dictionnaire encyclopédique des sciences médicales. C'est le premier ouvrage où il soit fait mention de la tuberculose comme complication possible d'une hernie. La même année, Largeau (5), de Niort, publia une intéressante observation de tuberculose herniaire. Mais ce n'est en réalité qu'en 1889, avec M. Lejars (6), que la tuberculose herniaire a été véritablement décrite, dans un travail sur les néoplasmes herniaires et périherniaires.

Jonnesco (7), en 1891, fit paraître une intéressante revue sur ce sujet. Dans son travail, cet auteur envisage spécialement la tuberculose herniaire et il réunit tous les cas connus jusqu'à ce jour; ce sont ceux de Cruveilhier, de Hayem, de Lejars, de Louis Guinon, de Albert Puech, de Largeau, de Berger, de Brissaud et de Le Dentu.

La même année, M. Phocas (8), de Lille, faisait au congrès

1. Hayem. Bull. Soc. anatom., mars 1871.

2. Puech (de Nîmes). Annales de gynécol. t. X, 1879, p. 321 et 335.

3. Hanot. Thèse d'agrégation. Paris, 1883.

4. André Boursier Dict. encycl. des sc. méd. 4e série, tome XIII. partie II, 1888, p. 705.

5. Largeau. Bull. et mém. de la Soc. de chir. Paris, t. XIV, 1888, p. 816.

6. Lejars. Gaz. des Hôp. no 88, 3 août 1889, p. 801-811.

7. Jonnesco. Revue de Chir., 1891, nos 3 et 6, p. 185 et 455.

8. Phocas. Congrès franç. de chir. 1891 et Arch. prov. de chir., t. II, p. 355.

de chirurgie une communication sur l'hydrocèle congénitale. Puis, nous trouvons la thèse de son élève, M. François (1), où ses idées sont développées.

Trois nouvelles observations ont encore été rapportées par Phocas en 1893 dans un travail sur cette question.

Notre maître, Monsieur le docteur A. Broca (2), présenta à la Société anatomique de Paris des pièces ayant trait à cette affection et dont l'examen histologique est dû à M. Pilliet. La première observation de M. Broca remonte au mois d'août 1891.

Enfin, tout récemment, M. Raymond Petit (3) a publié dans la Revue de la tuberculose, un travail dans lequel il étudie la tuberculose peritonéo-vaginale chez l'enfant, et rapporte une série de 15 observations de malades opérés par M. A. Broca.

A l'étranger la tuberculose herniaire a été aussi l'objet de quelques recherches. — En 1895, Jordan (4) rapporte une observation de ce genre; en 1896, nous trouvons celles de Tenderich (5), de Roth (6) et de Santucci (7).

Telles sont les diverses publications, encore peu nom-

1. François. Thèse de Lille 1891.
2. A. Broca. Bull. de la Soc. anatom. 1894.
3. Raymond Petit. Revue de la tuberculose. 1897, p. 219.
4. Jordan. Sem. méd. 1895, p. 443.
5. Tenderich. Deutsche Zeitch f. chir. LXI, fasc. 1-3, et 8 janv. 1896.
6. Roth. Sem. méd. 13 mai 1896.
7. Santucci. Settimanna méd. dello sperimentale, 27 juin et 4 juillet 1896.

breuses comme on le voit, touchant la tuberculose herniaire et vagino-peritonéale.

Les unes ont trait à cette variété de siège de tuberculose chez l'adulte; les autres, celles de Phocas, François, Tenderich, A. Broca et Raymond Petit se rapportent à des enfants.

Malgré nos recherches, nous n'avons pas pu trouver d'autre thèse sur cette intéressante question que celle de François; encore n'envisage-t-elle qu'une variété, l'hydrocèle communicante tuberculeuse chez l'enfant.

CHAPITRE II

ÉTIOLOGIE ET PATHOGÉNIE

Étiologie. — La cause essentielle et première est évidemment ici la pénétration dans l'organisme du bacille de Koch qui vient ensuite soit par voie sanguine, soit autrement, se fixer en un point spécial, le sac herniaire, le conduit vagino-péritonéal de Ramonéde, le canal de Nuck, ou les organes herniés : là, il évolue et donne naissance à des lésions tuberculeuses.

Il peut encore arriver que le bacille se fixe d'abord sur le testicule et que de proche en proche, l'infection vienne jusqu'à la séreuse, avant que l'oblitération du canal vagino-péritonéal n'ait eu lieu.

Quoi qu'il en soit, un premier fait est assez frappant, c'est la rareté relative de la tuberculose dans ce siège. En somme, nous voyons que les observations connues sont assez peu nombreuses.

En 1891, Jonnesco n'a pu en réunir que onze cas; dans son mémoire, Raymond Petit rapporte quinze cas de M. Broca, mais il fait remarquer que ce nombre est bien minime par rapport au chiffre considérable de 900 cas de cures radicales faites chez l'enfant par M. Broca.

Si nous considérons l'influence de l'âge, nous voyons que cette affection qui, jusqu'au travail de Jonnesco, semblait être l'apanage exclusif de l'adulte et du vieillard, est au moins aussi fréquenteet même plus comm une chez l'enfant, comme le prouvent les observations de Phocas, de François, de Largeau, de Tenderich, de Broca et de Petit.

Jonnesco laisse de côté les notions d'age et de sexe, comme n'ayant rien de spécial à nous enseigner; en prenant cependant les observations de son mémoire, nous trouvons une prédominance assez marquée pour le sexe masculin. Si nous y ajoutons les observations de Petit, cette prédominance paraît encore plus nettement chez l'enfant; en effet, sur 15 cas, deux seulement se rapportent à des filles; il est vrai, comme le fait remarquer justement cet auteur, que la hernie inguinale est beaucoup plus fréquente chez le garçon que chez la fille.

On a dit (Jonnesco) « que les qualités de la hernie ellemême sont d'une bien plus grande importance : l'âge de la hernie, son volume, son siège, doivent être précisés ».

En général, ce serait sur une vieille hernie, volumineuse et irréductible depuis longtemps déjà que viendrait se greffer la tuberculose. L'auteur s'appuie pour le dire sur ce que dans 8 cas sur 14, où l'âge de la hernie était signalé, il en a trouvé 6 anciennes, pour deux récentes. C'était peut-être vouloir conclure un peu tôt. En effet, R. Petit dans son mémoire ne parle que de cas survenus dans l'enfance et par conséquent de hernies peu anciennes, et il rapporte 15 observations. Si nous cherchons de quelle époque datait la hernie dans ce cas, nous trouvons que les plus anciennes remontaient à quelques mois.

Il ne nous semble pas démontré non plus que l'irréductibilité et le volume de la hernie aient une influence bien marquée, car dans les 15 observations dont nous venons de parler, nous lisons que les viscères herniés rentraient très facilement dans l'abdomen. Au cours de l'opération, comme du reste cela est très fréquent chez l'enfant, M. Broca n'a vu aucun organe hernié, et il ne restait en somme que la tuberculose de la séreuse formant tumeur.

Le port d'un bandage pendant longtemps, incriminé également par Jonnesco ne peut guère entrer non plus en ligne de compte, puisque dans les cas de R. Petit, les enfants n'avaient jamais porté de bandage, ou bien ne l'avaient porté que pendant quelques semaines, quinze jours à un mois et encore d'une façon irrégulière, soit par négligence de la part des parents, soit parce que la pression du bandage était mal supportée.

Il faut ajouter que la tuberculose herniaire peut atteindre, un sujet indemne de toute autre lésion du même ordre ou bien se développer chez un tuberculeux avéré. Si le malade est déjà porteur de lésions bacillaires, cela pourra devenir d'un précieux secours dans le diagnostic.

Sur les onze observations du mémoire de Jonnesco, d'autres lésions tuberculeuses sont cinq fois signalées chez l'adulte. Chez l'enfant, R. Petit constate d'autres tuberculoses sept fois sur quinze.

Enfin, on apprendra souvent dans les antécédents héréditaires du malade (5 fois sur 15 environ) que ses parents ou ses collatéraux sont atteints de tuberculose ou qu'ils ont succombé à cette affection.

Il faudra donc tenir compte de ces connaissances étiologiques pour le diagnostic, car elles peuvent être très utiles, dans le cas où l'hésitation est véritablement permise.

Du reste, la tuberculose herniaire et vagino-péritonéale est et reste malgré tout une affection rare, comme nous l'avons dit plus haut, mais qu'il est important de savoir reconnaître pour ne pas différer une intervention qui, retardée, pourrait devenir insuffisante.

Il nous reste enfin à voir maintenant comment le bacille de Koch vient émigrer dans ce point de la séreuse péritonéale et pourquoi il s'y fixe. Ce n'est pas la question la plus facile à résoudre, et nous ne pouvons guère à ce point de vue que faire des hypothèses. Nous allons essayer néanmoins de discuter la pathogénie de cette tuberculose locale.

Pathogénie. — En ce qui concerne la pathogénie de la tuberculose herniaire ou vagino-péritonéale, Jonnesco essaye d'établir dans son mémoire les deux points suivants :

1° La hernie par sa constitution anatomique, par sa façon de vivre, est un terrain propice à l'éclosion et au développement de la tuberculose.

2° La hernie, par sa double qualité de département circonscrit et éloigne, de la grande cavité péritonéale, et de lieu de moindre résistance, est un des foyers primitifs dans la péritonite tuberculeuse. Dans tous les cas où les lésions herniaires se compliquent de celles de la grande séreuse, ces dernières sont dûes à l'extension de la tuberculose herniaire primitive. Pour démontrer ce premier point, on peut invoquer la disposition même du sac, qui n'est en somme qu'un diverticule, qu'un recoin déclive du péritoine. On conçoit alors que les bacilles viennent s'y déposer et, s'y trouvant parfaitement libres, moins gênés que dans la grande cavité séreuse où les organes sont mobiles, ils se fixent en ce point, se développent, pullulent et déterminent un foyer tuberculeux qui pourra devenir ultérieurement le point de départ d'une infection plus étendue par extension au péritoine avoisinant.

N'est-ce pas là en somme ce que nous démontre dans son traité d'anatomie pathologique Rindfleisch (1), lorsqu'il écrit :

« Quand les bactéries ou les cellules irritantes arrivent dans un sac séreux, elles s'étendent d'abord sur toute la surface, mais comme leur action nocive ne s'exerce que peu à peu, elles vont gagner entre temps les points où elles peuvent rester sans s'exposer à de nouveaux déplacements : soit les parties profondes des cavités séreuses,

1. Rindfleisch. — Traité d'histologie pathologique, trad. de F. Gross et J. Schmitt. Paris 1888, p. 318.

soit les plis et les recoins des cavités. Dans le péritoine, c'est le repli rectovésical ; pour la plèvre, le repli thoraco-diaphragmatique ; pour le péricarde, le fornix, etc... C'est là que les néoformations commencent à se développer ; c'est là aussi que dans tous les cas nous les trouvons à leur plus parfait état de développement ».

Cette manière de voir est évidemment très séduisante au premier abord, mais elle ne répond pas, croyons-nous, aux cas les plus nombreux de tuberculose du sac herniaire. En effet, si le sac est un diverticule déclive du péritoine, il y est rattaché par un orifice souvent étroit, en tous les cas toujours rétréci, qui le rend très différent du cul de sac vesico rectal.— Si encore le sac herniaire avait son ouverture abdominale en un point nettement déclive ! Mais nous avons vu que le plus souvent il s'agit de hernies inguinales, dont le sac est pour ainsi dire appendu à la partie inférieure de la paroi antérieure de l'abdomen. Il ne nous semble pas si manifestement apparent que les microbes, faisant issue dans l'abdomen, doivent tomber d'emblée dans un sac herniaire lorsqu'il existe, comme parait le penser Jonnesco.

La seconde objection que l'on peut faire encore, c'est que dans certains cas, et nous les croyons les plus nombreux, les microbes ne sont point ainsi versés dans le péritoine, ils arrivent plutôt par voie circulatoire, par voie sanguine ou lymphatique. Il peut donc y avoir de ce fait une tuberculose primitive du sac, mais aussi quelquefois une tuberculose secondaire à l'infection du testicule, de l'ovaire, ou de l'organe hernié.

Revenant sur l'importance de l'âge de la hernie, Jonnesco montre qu'il s'agit le plus souvent de vieilles hernies ; il fait remarquer avec beaucoup de justesse que la date d'apparition d'une hernie, donnée par le malade n'indique pas la date de la formation du sac (1).

Roser dit en effet que « quand quelqu'un croit avoir subi une hernie brusquement, il se trompe, car le sac herniaire existait déjà auparavant, et le malade confond la pénétration d'une portion d'intestin dans le sac préexistant avec la formation d'une hernie ».

Il ne nous semble pas qu'on puisse d'une façon absolue accorder une importance très considérable à l'âge de la hernie ; nous n'en voulons pour preuve que les observations de Phocas, de François, de Broca et R. Petit, dans lesquelles la tuberculose s'est développée sur un sac herniaire jeune, chez un sujet également jeune, âgé seulement de quelques mois. Or, ces observations représentent un nombre plus considérable que celles ayant trait à des hernies anciennes ou supposées telles.

Le régime circulatoire de la hernie qu'invoque ensuite Jonnesco nous paraît mériter beaucoup plus d'attention et avoir une importance bien plus réelle.

« Le tubercule ne s'accommode ni des organes richement vasculaires, ni de ceux qui le sont trop peu. Il se tient entre les extrêmes, prospérant sur les terrains moyens,

1. Roser. — Marburg N.-G. Elivert, 1889, p. 21.

plutôt faibles, sur les organes à activité ralentie, à circulation paresseuse » (1). Charpy.

Ce que dit aussi Charpy à propos de la tuberculose osseuse, trouve son application pour tous les autres tissus ; n'est-ce pas ainsi que le sommet du poumon, moins hématosé et plus faiblement irrigué que la base est pris le plus ordinairement par la bacillose ; n'est-ce pas souvent aussi à la suite des troubles circulatoires consécutifs à un traumatisme que nous voyons les bacilles évoluer. Verneuil n'a-t-il pas montré dans le même ordre d'idées « que l'inflammation fait le lit de la tuberculose ».

Or, la hernie présente bien les conditions voulues ; c'est une partie à activité ralentie et à circulation paresseuse comme nous allons le voir.

La circulation herniaire est ralentie, bien que les grosses hernies paraissent très vasculaires ; cette vascularisation même n'est-elle pas le résultat de la gêne circulatoire et de l'inflammation chronique?

« Le régime circulatoire herniaire se trouve donc ainsi modifié par la déclivité même de la hernie tant soit peu volumineuse. Mais il y a plus : tous ses vaisseaux ne doivent-ils pas, pour atteindre leur zône de distribution, traverser le détroit herniaire, le collet? Or, quelles qu'en soient les dimensions, cet orifice n'exerce pas moins une constriction dont le degré sera variable, mais dont l'existence est certaine ». (Jonnesco).

1. Charpy. — Des variétés chirurgicales du tissu osseux. — Rev. de chir, t. IV, 1884, p. 689.

Cette circulation ralentie, paresseuse, cette stagnation du sang permet aux microbes entraînés par le torrent sanguin de s'arrêter, de se fixer en ce lieu favorable; ils y pulluleront et détermineront les lésions caractéristiques avec d'autant plus de facilité que les tissus sont mal nourris et se défendent avec moins d'énergie contre l'invasion microbienne.

Enfin nous ne saurions terminer ce point de la pathogénie sans rappeler les très intéressantes expérimentations de Waterhouse (1), dont l'une surtout est démonstrative bien qu'elle ne donne pas envie de la recommencer.

L'auteur commença par injecter dans le scrotum humain une petite quantité de staphylocoques, et vit que cette inoculation resta sans effet. Il fit ensuite une ligature élastique à la racine des bourses pour en modifier le régime circulatoire. Dans ces conditions, l'injection du même staphylocoque à la même dose que précédemment, fut suivie d'une suppuration du scrotum.

Faut-il pour cela admettre en se basant sur une seconde expérience de Waterhouse que les bacilles viennent toujours de l'intestin ? Waterhouse a bien montré que la ligature de l'anse intestinale amenait la pénétration rapide des microbes à travers ses parois. Ce fait contesté par Spillmann (2) a été

1. Waterhouse.— Wirchow's Archiv.,4 févr. 1890; t. CXIX, fasc. II, p. 342.

2. Spillmann. — Thèse d'agrég. 1878 et dic. encycl. des sc. médic. t. XXIII 2e série p. 395.

prouvé depuis par Konig (1) qui pense que dans 74 0|0 des cas, la péritonite tuberculeuse est liée à une lésion circonscrite de l'intestin. Mais il ne nous semble pas prouvé que cela doive toujours s'appliquer à la tuberculose herniaire.

Le plus grand nombre des observations connues ont trait à des enfants ; or, chez eux, les viscères herniés rentrent avec la plus grande facilité, et M. A. Broca dans ses observations, à part un cas de tuberculose de l'ovaire hernié, n'a pas trouvé de viscère dans le sac ; cela semble donc bien écarter la possibilité d'une compression, d'une constriction de l'intestin permettant à ses parois de devenir perméables pour laisser passer les bacilles de Kock. En somme, malgré les expériences de Dobroklonski (2) qui a vu les microbes de la tuberculose passer à travers les parois de l'intestin normal sans y déterminer de lésions, nous ne croyons pas que ce mécanisme d'infection réponde à la majorité des cas.

L'inflammation et le traumatisme herniaire ont aussi été incriminés comme étant deux facteurs d'une certaine importance dans la production de la tuberculose herniaire. Sans vouloir rappeler ici les noms des nombreux auteurs qui ont traité de la péritonite herniaire nous rapporterons seulement ces lignes de Hanot :

« Mais s'il est bien vrai que la tuberculose est apte à germer d'emblée sans avertissement préalable d'un processus phlegmatique constitutionnel du tubercule lui-même, il

1. Konig. — Centralbl. f. chir. n° 35. 30 août 1890 p. 657-660.
2. Dobroklonski. — Arch. de méd. expériment. Mars 1890.

n'en reste pas moins établi que, parmi les causes occasionnelles de la tuberculose, il faut placer l'inflammation et sur un très bon rang. »

C'est du reste la théorie qui a été soutenue par Verneuil.

Quant aux traumatismes herniaires, leur rôle rentre dans la catégorie des faits qui se rattachent à l'expérience célèbre de Max Schüller et nous n'y insisterons pas; nous ferons seulement remarquer que si l'action du traumatisme dans le réveil d'une tuberculose latente est bien établie, il ne semble pas que cette action soit fréquemment mise en jeu dans la tuberculose herniaire.

Jonnesco invoque bien les traumatismes par le bandage, mais d'autre part, dans les observations rapportées par R. Petit, cette cause ne pouvait pas être mise en jeu — si cette action peut jouer un rôle, elle n'est donc pas indispensable.

Enfin nous terminerons ce chapitre en disant que la tuberculose herniaire ou vagino-péritonéale doit être considérée comme une tuberculose locale. En effet, elle se comporte bien comme telle; localisée au sac, elle n'envahit la grande cavité péritonéale que par une extension progressive. Lorsque le malade présente en même temps d'autres lésions tuberculeuses, ce sont ordinairement des tuberculoses locales également. Cependant il peut y avoir de la tuberculose pulmonaire, mais nous avons la conviction que même dans ces cas il s'agit bien d'une lésion locale du côté de la séreuse et non d'une infection généralisée.

CHAPITRE III

ANATOMIE PATHOLOGIQUE

L'anatomie pathologique a été divisée de façons un peu différentes par les auteurs qui ont écrit sur cette question.

Jonnesco établit les divisions suivantes :

- Tuberculose herniaire partielle limitée à un des éléments constituants de la hernie : sac ou contenu.
  - Tuberculose sacculaire.
    - circonscrite.
      - Tuberculose du collet.
      - Tuberculose du fond.
    - étendue
  - Tuberculose du contenu.
    - Epiploïte tuberculeuse.
    - Ovarite tuberculeuse.
- Tuberculose herniaire totale, étendue au sac et au contenu.
  - Tuberculose du sac et de l'intestin hernié.
  - Tuberculose du sac et du mésentère hernié.

Dans ces divisions, l'auteur établit des formes et des types divers. — Pour lui, la première variété, la tuberculose sacculaire se subdivise en deux formes :

1° Tubercule massif sans lésions inflammatoires ;

2° Péritonite herniaire tuberculeuse.

Cette seconde forme elle-même est subdivisée à son tour en deux types :

a. Forme miliaire { Aigüe. / Chronique.

b. Forme cloisonnée.

Jonnesco ajoute qu'il laisse aux observateurs futurs le soin de compléter ce tableau.

R. Petit n'a pas trouvé toutes ces variétés, mais il est vrai qu'il ne se base que sur des observations recueillies chez l'enfant. Il ajoute, par contre, que l'on peut voir de la tuberculose du testicule, et dans une des observations que nous rapportons, cette tuberculose était tellement accentuée que M. Broca dût recourir à la castration, la glande et l'épididyme étant atteints tous les deux.

Il peut encore se faire que le cloisonnement du conduit vagino-péritonéal se fasse partiellement, d'une façon incomplète, après l'infection bacillaire ; on pourra donc voir des hydrocèles tuberculeuses communicantes ou non et même des kystes du cordon.

1° *Tuberculose sacculaire.* — Dans cette forme on peut rencontrer le tubercule massif sans lésions inflammatoires et la péritonite herniaire tuberculeuse aigüe ou chronique.

a) Tubercule massif sans lésions inflammatoires.— Nous en empruntons la description à Jonnesco car nous n'avons pas pu en rencontrer.

« Ce qui caractérise le tubercule massif du sac, c'est le

manque absolu de toute trace de processus inflammatoire pré ou peri-tuberculeux. Le sac, en apparence sain, contient dans son épaisseur un amas tuberculeux, et est rempli par une quantité plus ou moins grande d'un liquide clair, citrin ; mais c'est tout. Les adhérences, stigmates d'un processus phlegmasique ancien ou récent, manquent dans ces cas. L'une de nos observations est un fait typique de ce genre de lésions. A part ce tubercule massif qui occupait le fond du sac et une notable quantité de liquide, la hernie ne présentait rien d'anormal, soit à l'œil nu, soit au microscope. Quant à la lésion tuberculeuse elle-même, elle présentait un réel intérêt histologique, car le microbe y révéla les lésions si bien décrites par Kiener et Poulet (1) dans la tuberculose des séreuses. On y trouve toutes les étapes des lésions ayant pour point de départ les réseaux lymphatiques des séreuses, thrombose des vaisseaux lymphatiques par une masse caséeuse, envahissement des parois du vaisseau, enfin destruction complète de ce dernier, et saillie notable du thrombus tuberculeux à la surface interne de la séreuse d'où aspect chagriné de celle-ci ; tels sont les étapes de ce processus. »

Il ne nous appartient pas de discuter la valeur de cette description, nous nous contenterons de regretter qu'une lésion aussi rare n'ait pas été fixée par une figure. — Nous avons demandé à M. Pilliet de bien vouloir nous commu-

1. Kiener et Poulet. Comptes-rendus de l'Ac. des sc., 1880. Arch. de physiol. 1880-1881.

niquer cette préparation, mais elle a malheureusement été égarée.

Cette forme doit être en tous cas très rarement observée. R. Petit ne l'a pas rencontrée une seule fois. — Il est possible et même probable, du reste, que cette lésion marque le stade du tout premier début de l'évolution tuberculeuse. En général, on arrive plus tard, les désordres sont bien plus avancés et on ne peut plus préciser quel a été le point de départ exact. Dans les préparations que nous avons vues, il était réellement impossible de dire si le tubercule avait débuté ou non dans un vaisseau lymphatique thrombosé.

Nous ferons remarquer toutefois qu'il est inexact de dire que la hernie ne présente rien d'anormal, en ajoutant plus loin que les tubercules soulèvent la séreuse, font saillie à la surface et donnent à cette membrane un aspect chagriné.

b) Péritonite herniaire tuberculeuse. — Ici la lésion tuberculeuse s'accompagne d'inflammation herniaire. Le sac est toujours plus ou moins épaissi et cet épaississement peut parfois être extrêmement considérable; cela témoigne de l'inflammation qui existe dans cette forme. De plus la surface séreuse peut se présenter sous deux aspects différents. Dans certains cas, la surface interne est tomenteuse et irrégulière, surtout vers le fond du sac séreux; on y voit des saillies mamelonnées, de coloration violacée, de consistance mollasse, et qui ont tout l'aspect des fongosités tuberculeuses, telles qu'on les rencontre, dans les trajets fistuleux ou sur la paroi des abcès froids. Ces fongosités reposent sur une base très épaisse, indurée, formant une sorte de tumeur.

En outre, on voit des granulations tuberculeuses, sous-séreuses, qui parsèment la surface du sac et remontent quelquefois jusqu'à l'orifice interne du canal inguinal ; elles le dépassent même et pénètrent dans la cavité abdominale. Dans d'autres circonstances (cas de Guinon, de Brissaud) le point de confluence des tubercules est au contraire au niveau du collet du sac, au niveau de l'orifice herniaire.

Mais la tuberculose herniaire peut se présenter aussi sous un second aspect. On voit alors un semis de granulations miliaires, disséminées partout sur la surface séreuse, et remontant souvent presque sur le péritoine pariétal ; c'est la forme miliaire dans laquelle on ne voit nulle part de confluence des lésions.

Quant au contenu du sac, il est variable suivant les cas. En dehors de l'organe qui peut être hernié, on trouve tantôt une forme sèche, tantôt une forme avec épanchement ; le liquide est alors, comme il a eté dit plus haut, un liquide clair, transparent et citrin, ressemblant au liquide d'une hydrocèle. — Il semble que cette variété avec épanchement soit de beaucoup la plus fréquente.— Dans les observations de Phocas et de Tenderich (1) il y avait du liquide ; dans les quinze cas rapportés par R. Petit, onze fois l'hydrocèle existait. .On peut donc dire que c'est la règle, tout au moins

1. Tenderich. Deutsche Zeitschr. f. chir. LXI, fasc. I-III, et 8 janvier 1896.

chez l'enfant. — Du reste le liquide existe aussi bien dans la forme conglomérée que dans la forme miliaire.

Les modifications histologiques que l'on constate le plus ordinairement sont les suivantes, que nous avons vues telles que R. Petit les indique dans son travail :

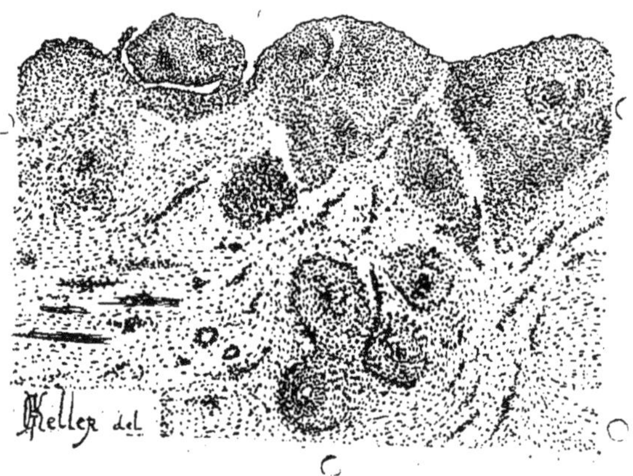

Fig. 1. — Tuberculose d'un sac herniaire (préparation de M. Pilliet). Follicules tuberculeux du type fibreux faisant saillie à la surface interne du sac herniaire.

« On peut constater, après la coloration à l'hematoxyline ou à l'hématéine, et à l'éosine, que la paroi sous séreuse est le siège d'une prolifération cellulaire active, d'ordre inflammatoire avec des cellules géantes plus ou moins nombreuses autour desquelles se groupaient les éléments du tubercule classique : couronne de noyaux pâles, zône épithélioïde, infiltration de cellules embryonnaires. Seulement, dans la forme conglomérée ces tubercules sont très voisins les uns des autres et plongés au milieu d'une gangue conjonctive enflammée tendant vers la transformation fibreuse. Dans la forme miliaire, les tubercules sont

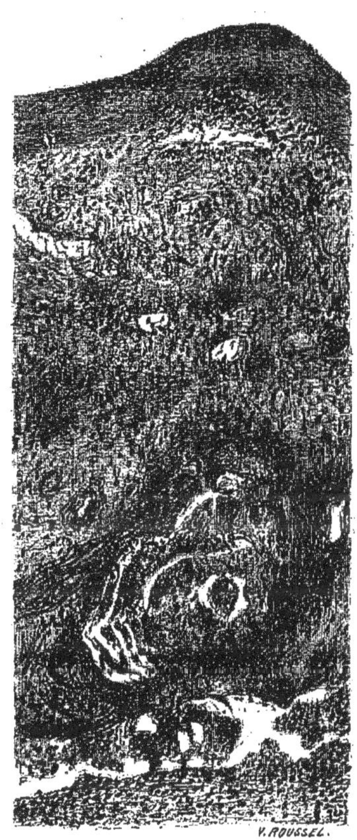

Fig. 2. — Tubercule du type fibreux, éloigné de la séreuse épaissie. (Préparation de R. Petit.)

moins condensés, et la réaction fibreuse moins diffuse. »

Les tubercules peuvent siéger, du reste, en des points assez différents comme profondeur ; tantôt, c'est le cas le plus ordinaire, ils se trouvent situés assez profondément, loin du revêtement séreux épaissi, comme on peut le voir dans la figure 2.

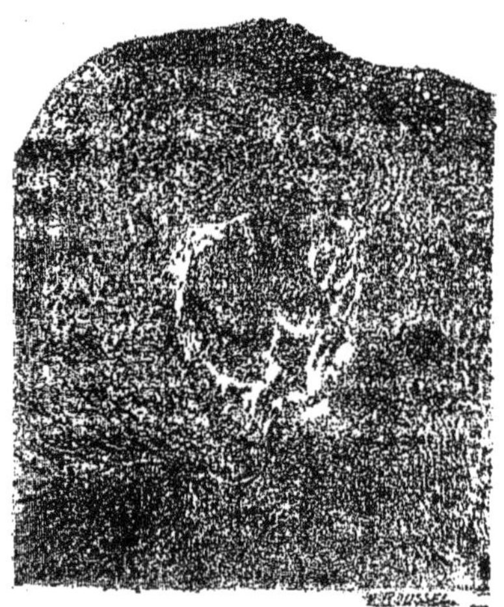

Fig. 3. — Tubercule fibreux, voisin de la séreuse épaissie, et la soulevant (Préparation de R. Petit.)

Quelquefois, ils peuvent, au contraire, se rapprocher beaucoup de la séreuse et se trouver même immédiatement au-dessous d'elle. Elle est alors soulevée par la granulation qui devient saillante à sa surface et, pour ainsi dire, s'en coiffe comme le montre la figure 3.

Le revêtement séreux est lui-même très épaissi ; les deux

figures précédentes permettent de le voir nettement. Quant à la nature tuberculeuse des lésions, elle est absolument indéniable ; elle est démontrée, non pas par la présence des bacilles qui n'ont pas pu être colorés dans les coupes, mais par de nombreuses inoculations au cobaye qui ne peuvent laisser aucun doute à ce sujet.

2° *Tuberculose du contenu* (A). — Reste à dire quelques mots des lésions des viscères herniés. Chez l'enfant, à part un cas de hernie de l'ovaire et de la trompe, où les organes étaient tuberculeux (1), les viscères herniés, n'ont pas été vus pendant l'opération ; peut-être sur leur revêtement séreux portaient-ils des lésions tuberculeuses, nous ne saurions le dire ; en tous les cas, il n'y avait pas d'adhérences fixant ces organes dans le sac herniaire.

Dans les cas de persistance du canal vagino-péritonéal, le testicule et l'épididyme se trouvent quelquefois atteints ; dans l'une de nos observations, c'était le cas, et il fallut, vu l'étendue des lésions, faire la castration.

L'épiploïte tuberculeuse peut exister comme le dit Jonnesco, l'épiploon tend alors à contracter des adhérences vers le fond du sac ou vers son collet. Dans le cas de M. Berger, il existait un véritable kyste épiploïque tuberculeux : au centre de l'épiploon qui était étalé en nappe sur la surface du sac, on voyait une cavité, de petites dimensions, nettement kystique, large comme une noix, et formée par l'enroulement du feuillet épiploïque sur lui-même. Dans ce

1. Moncière. Revue des maladies de l'enfance. 1897.

kyste, il y avait un liquide noirâtre, séro-sanguin. L'intestin, le mésentère ont également été atteints de tuberculose dans divers cas, soit isolément, soit en même temps que le sac lui-même.

Quant aux lésions concomittantes, elles peuvent être de trois ordres :

1° Les accidents d'étranglement;

2° La propagation au péritoine de l'infection tuberculeuse;

3° Les tuberculoses pulmonaires ou autres.

Cette dernière est une complication lointaine; elle peut porter sur les poumons le plus souvent; les observations de Jonnesco en sont la preuve; il a signalé sur onze cas, trois fois des lésions tuberculeuses constatées à l'autopsie et deux fois des lésions simplement diagnostiquées d'une façon plus ou moins ferme, par la percussion et l'auscultation. R. Petit a publié l'observation d'un enfant qui avait eu un abcès froid de la fesse et celle d'un autre qui aurait eu une méningite (?) Enfin, parmi les quinze malades dont il parle, un est mort après l'opération, d'une tuberculose pleuro-péritonéale, avec tuberculose du foie et perihépatite, deux autres ont succombé à une méningite tuberculeuse.

CHAPITRE IV

SYMPTOMES

Au point de vue de l'évolution clinique, la tuberculose herniaire a été diversement divisée par les auteurs. Jonnesco considère une forme latente, une forme douloureuse, une forme inflammatoire pouvant revêtir le type aigu ou le type chronique.

R. Petit décrit, mais chez l'enfant seulement, une forme latente, une forme de péritonite tuberculeuse avec tuberculose vagino-péritonéale, et une forme localisée.

Dans la forme latente, le diagnostic n'est souvent fait que sur la table d'opération lorsqu'on pratique la cure radicale croyant à une hernie commune, ou sur la table d'amphithéâtre, le malade ayant succombé à une affection quelconque sans que l'attention ait jamais été attirée du côté de sa hernie. La tuberculose peut en effet évoluer d'une façon tellement sourde et lente, bien cantonnée dans la hernie que le diagnostic n'est pas fait. Cette marche torpide, qui rappelle d'ailleurs celle qu'on observe souvent dans les tuberculoses locales, n'amène aucune modification appréciable dans la hernie. Ou bien encore, il se fait une poussée de tuberculose miliaire généralisée, et le malade succombe sans que les modications herniaires puissent attirer l'attention.

Dans la forme douloureuse, Jonnesco faisait rentrer les cas suivants. Un individu porteur d'une hernie voit survenir de ce côté des accidents douloureux revenant par accès provoqués ou spontanés. Le plus souvent, ces douleurs sont imputables à un élément inflammatoire surajouté, mais il peut aussi se faire que la douleur soit indépendante de toute inflammation secondaire. L'une de ses observations, est à ce point de vue bien démonstrative ; il s'agissait d'un homme bien constitué et fort, qui portait deux hernies inguinales. Ces deux hernies du même âge et réductibles l'une comme l'autre, évoluent différemment, la première (droite) augmente de volume et devient douloureuse, au point de lui rendre tout travail à peu près impossible ; la seconde reste petite et stationnaire et non douloureuse. Or, l'opération démontra que la droite seule était tuberculeuse.

La forme inflammatoire se subdivise en deux types, un aigu et un chronique. Le tableau clinique du premier est caractérisé par un pseudo-étranglement ; c'est ce que l'on observait dans l'engouement des anciens auteurs. Le malade éprouve des douleurs vives à la pression et la hernie, qui jusqu'alors rentrait facilement dans l'abdomen, cesse d'être réductible sans que cependant on puisse constater de phénomènes d'étranglement à proprement parler. Il y a bien un peu de constipation, mais elle n'est pas absolue; le malade a quelques vomissements et les phénomènes généraux sont en somme très peu accentués.

Le type chronique se réveille par des modifications du côté de la hernie et par des troubles fonctionnels dont l'intensité est très variable.

Une hernie peu volumineuse et réductible commence à augmenter de volume ; elle grossit par poussées et non pas d'une façon régulière ; chaque poussée s'accompagne de douleurs assez vives, voire même de quelques symptômes de pseudo-étranglement.

La réductibilité devient d'abord incomplète et ensuite la hernie ne rentre plus du tout. Entre ces poussées aiguës on voit des périodes de calme plus ou moins longues, mais les douleurs reviennent par intervalles, même lorsque l'irréductibilité complète est définitivement établie. Telle est la marche que présente la forme inflammatoire chronique.

Chez l'enfant, R. Petit distingue une forme de péritonite tuberculeuse avec tuberculose vagino-péritonéale, et une forme localisée.

Dans le premier cas, le péritoine peut être infecté par les bacilles en même temps que le sac herniaire; ou bien l'infection envahit de proche en proche, en remontant du sac vers l'abdomen. Souvent il existe un épanchement liquide, constituant l'hydrocèle communicante tuberculeuse de Phocas; ceci n'empêche pas que le conduit vagino-péritonéal ne puisse s'oblitérer ultérieurement en partie. On voit alors un kyste tuberculeux du cordon se former comme dans une des observations de R. Petit.

On constate les symptômes ordinaires d'une péritonite tuberculeuse qui revêt en général la forme ascitique. Le ventre augmente de volume, il est ballonné, météorisé et un peu sensible à la pression; c'est spécialement vers les parties inférieures que cette sensibilité s'accuse.

A la percussion, on trouve de la submatité dans les deux fosses iliaques, lorsque le malade est dans le décubitus dorsal ; enfin, la matité peut être absolument franche à ce niveau. Les veines sous-cutanées de l'abdomen se dilatent; elles apparaissent bleues et sinueuses sous les téguments.

C'est autour de l'ombilic que cette circulation veineuse complémentaire est le plus accusée.

Enfin, la palpation combinée à la percussion révèle nettement l'épanchement ascitique avec la sensation de flot, bien que le liquide soit d'ordinaire peu abondant.

En même temps, on peut trouver des lésions pulmonaires ou autres plus ou moins accentuées. Les symptômes généraux sont caractérisés par une altération de la santé ; le malade s'affaiblit, il dépérit et peu à peu se cachectise. Il maigrit, il perd l'appétit et devient pâle ; quelquefois même on a noté des vomissements et de la diarrhée plus ou moins rebelle.

La hernie ou le canal vagino-péritonéal se distend sous l'influence du liquide épanché, en même temps que les parois changent de consistance; elles deviennent dures, inégales, elles sont très notablement épaissies. Quelquefois, malgré l'épaississement elles gardent leur souplesse parfaite, bien qu'atteintes par les lésions tuberculeuses.

Tous ces symptômes sont en somme assez caractérisés pour rendre le diagnostic facile.

La forme localisée est bien différente; toute l'attention est ici portée vers le diverticule séreux, et, à moins que d'autres lésions bacillaires ne viennent donner l'éveil au clinicien, le diagnostic est fort épineux.

Tantôt il existe un épanchement réductible dans l'abdomen et se reproduisant peu à peu ; tantôt le liquide fait défaut, mais cela est beaucoup plus rare. En même temps que l'épanchement réductible, on rencontre parfois une hydrocèle, et même un kyste du cordon; nous l'avons déjà signalé, nous ne nous y arrêterons pas plus longtemps.

Le sac peut être senti parfaitement souple et en apparence non modifié; quelquefois au contraire, il est épaissi et inégal comme dans la forme précédente. Enfin dans d'autres circonstances, répondant aux tubercules conglomérés, on perçoit au palper un épaississement progressif du sac au fur et à mesure qu'on se rapproche de la partie inférieure; le fond du sac est le siège d'une véritable tumeur, inégale, pâteuse plus ou moins mollasse et qui ne peut être réduite dans l'abdomen. Ces sensations s'obtiennent surtout nettement, lorsqu'après avoir réduit le liquide et le viscère hernié, s'il y en a, dans le ventre, on cherche à pincer successivement les diverses parois des bourses entre le pouce et l'index, en les laissant échapper pour ainsi dire une à une. Enfin l'examen à la lumière est souvent utile et il permet de constater l'absence de transparence au niveau des épaississements tuberculeux du sac.

L'examen doit être terminé par l'exploration minutieuse du testicule, de l'épididyme et des divers éléments du cordon qui peuvent être atteints.

Nous avons eu spécialement en vue dans cette étude des symptômes, la tuberculose de la hernie inguinale, mais il en est de même de la hernie crurale dont nous n'avons pu trouver que cinq cas. Quant autres variétés de tuberculose herniaire, ombilicale, obturatrice, etc..., nous n'en avons jamais observé, et il n'en est fait mention nulle part.

OBSERVATIONS

OBSERVATION I. (I. Cruveilher)

L'auteur rapporte un cas de tuberculisation du péritoine chez un individu affecté de hernie inguinale. Dans ce cas, la portion du péritoine qui constituait le sac herniaire, était couvert de tubercules comme le reste du péritoine.

OBSERVATION II. (I. Cruveilher).

Sur le corps d'une femme âgée, qui m'offrit un bel exemple de péritonite granuleuse, je trouvai un kyste séreux de l'anneau crural. Ce kyste qui n'avait aucune communication avec le péritoine, mais qui était bien évidemment un ancien sac herniaire, présentait des granulations identiques avec celles du péritoine. Reste à savoir si ces granulations étaient antérieures ou postérieures à l'isolement du sac herniaire.

OBSERVATION III. (G. Hayem.)

Il rapporte l'autopsie d'une malade qui a eu sous ses yeux une péritonite du sac herniaire, tuberculeuse, sans qu'il y ait eu de douleurs, le sac présentait les mêmes modifications que dans l'"observation de M. Reverdin ; c'étaient les mêmes cloisons et les mêmes loges communicantes. M. Hayem parla de ce fait à propos d'une présentation de M. Reverdin à la société anatomique. Ce dernier présentait une « tumeur inguinale cloisonnée due à une transformation du sac herniaire » et dont j'aurai occasion de parler dans le cours de ce travail. (Ce fait se trouve dans le Bulletin de la Société anatomique, Paris, mars 1871, p. 32).

OBSERVATION IV. (Lejars.)

Une femme d'une quarantaine d'années, atteinte de lésions pulmonaires bien accentuées, était soignée dans les salles pour une autre affection. Une hernie crurale droite qu'elle portait depuis longtemps s'étrangle ; on fait la kélotomie. Le sac, peu graisseux, était semé de fines granulations grisâtres, dures, grosses à peine comme un grain de millet; le contenu de la hernie ne présentait rien d'analogue. Le débridement fut fait, l'intestin réduit, le sac réséqué et lié ; l'opération eut des suites fort simples. Les granulations du sac, examinées histologiquement par M. Leroy, étaient manifestement de fins nodules tuberculeux.

Ce fait provenant de la clinique chirurgicale de Necker est rapportée par M. Lejars dans son travail, loc. cit., p. 805.

OBSERVATION V. (L. Guinon.)

A l'autopsie d'un vieillard de l'hospice de Bicêtre, porteur d'une vieille hernie inguinale gauche, mort d'une tuberculose pulmonaire chronique terminée par une poussée granuleuse aigue, on constata quelques tubercules péritonéaux disséminés, mais autour du collet de la hernie, à l'endroit le plus serré, existait un anneau de granulations très serrées formant une plaque presque continue.

Ce cas inédit nous a été obligeamment communiqué par notre collègue ; il provient du service de M. Berger, en présence duquel l'autopsie fut faite en 1884 (Jonnesco).

OBSERVATION VI (Jonnesco)

Jeune homme de 21 ans, robuste, et d'une excellente santé entré le 8 novembre 1888 à l'hôpital Saint-Louis, salle Cloquet service de M. le professeur Le Dentu.

Au mois d'avril dernier, apparition de deux hernies inguinales réductibles. La hernie droite augmente rapidement de volume, et devient bientôt douloureuse, la gauche reste peu volumineuse. Depuis cette époque, malgré l'application rigoureuse d'un bandage herniaire double, la hernie droite ne cesse de tourmenter le malade, tandis que la gauche ne manifeste sa présence par aucune gêne. Peu à peu les douleurs augmentent, le travail devient impossible, et le malade se décide à venir à l'hôpital demander la suppression de cette cause de souffrances insupportables et continues.

A l'examen des bourses on constate du côté droit une entéro-épiplocèle de volume moyen, la palpation décèle la présence dans la partie la plus déclive de la bourse, d'une masse indurée nettement circonscrite, paraissant faire corps avec le sac herniaire, indépendante du contenu et persistant après la réduction de celui-ci ; du côté gauche : une entéro-épiplocèle de petite dimension, indolore ; la palpation n'y révèle rien de comparable à la masse constatée du côté opposé.

Les deux hernies sont parfaitement réductibles.

L'examen des viscères abdominaux et thoraciques est négatif. Urines normales.

Aucun antécédent héréditaire ou personnel digne d'attention. Aucune trace de tuberculose viscérale ou externe. Pas de syphilis.

Diagnostic. — Hernie douloureuse nécessitant une intervention sanglante.

Opération. — Le 7 décembre, M. Le Dentu fit la cure radicale de la hernie droite. Dès l'ouverture du sac il s'écoule une assez grande quantité d'un liquide citrin contenu dans le sac, la pression profonde de la paroi abdominale amène l'issue d'une certaine quantité du même liquide, provenant de la cavité péritonéale. Le contenu herniaire, (une anse intestinale grêle et épiploon) ne présentant rien d'anormal fut réduit. Le sac après une forte traction sur le péritoine, fut réséqué.

L'opération eut les suites les plus simples : réunion par première intention; guérison rapide.

J'ai revu le malade un an après l'opération; la hernie opérée n'a pas récidivé, la hernie gauche parfaitement réduite ne présente rien de particulier; l'état général est parfait.

Histoire anatomique. — Le sac extirpé avait l'aspect normal : mince, lisse, uni partout, sauf au niveau de son fond, où on constate une plaque indurée, grisâtre, ovalaire ayant 2 centimètres et demi dans son plus grand diamètre, 1 centimètre et demi dans le plus petit, et environ trois millimètres d'épaisseur.

Cette plaque faisait une saillie notable sur la face externe du sac où elle déterminait une surélévation.

La surface externe de la plaque est régulière, unie, tandis

que la surface interne est tomenteuse, chagrinée, irrégulière. A la coupe, la surface de section de cette plaque est grisâtre et paraît homogène.

(*Examen histologique fait au laboratoire de la Faculté par notre collègue et ami M. Pilliet préparateur*).

M. Pilliet a trouvé dans cette plaque tous les caractères de la tuberculose développée dans le réseau des vaisseaux lymphatiques du derme des séreuses, si bien décrites par Keiner et Poulet. On y voit tous les stades de ce processus, et on assiste ainsi en comparant les différents points de la masse tuberculeuse à l'évolution de cette forme de tuberculose des séreuses.

Dans les points où le processus est à son début on trouve le stade caractérisé par la thrombose des vaisseaux lymphatiques par une masse caséeuse, avec des cellules géantes qui occupent la lumière du vaisseau, mais tout en laissant reconnaissable sa paroi.

Sur les points où le processus est plus avancé, on voit le vaisseau lymphatique dilaté, sa lumière remplie par la masse caséeuse et les cellules géantes ; autour de cette masse sont venues se grouper des couronnes de cellules épithélioïdes et embryonnaires.

La paroi du vaisseau est moins reconnaissable ; de plus, ce vaisseau, ainsi dilaté par le thrombus tuberculeux, fait saillie à la surface interne de la séreuse, en se coiffant de la membrane hyaline qui le sépare de l'endothélium séreux resté intact.

Vers la surface externe de la séreuse, la limitante profonde de celle-ci bride le vaisseau.

La couche sous-séreuse, conjonctive lâche est intacte.

Donc ici, nous trouvons le stade folliculaire ; c'est le follicule tuberculeux avec tous ses caractères, mais développés dans l'intérieur du vaisseau lymphatique.

Enfin, sur d'autres points, on assiste au dernier degré de l'évolution : le vaisseau lymphatique a perdu toute individualité ; le thrombus tuberculeux, très volumineux, fait une forte saillie sur la face interne de la séreuse.

En somme, c'est la réunion de ces différents nodules tuberculeux qui constitue cet énorme tubercule massif occupant toute la plaque indurée.

Le sac, à part cette plaque, se présente tout à fait normal ; on y trouve les couches ordinaires des séreuses : l'endothélium, la membrane hyaline, le derme avec ses vaisseaux lymphatiques à direction parallèle à la surface, enfin, la limitante profonde se continuant avec le tissu sous-séreux. Aucune lésion, soit tuberculeuse, soit simplement inflammatoire.

La transition entre le reste du sac et la plaque tuberculeuse est nette, de façon que les limites de la masse néoformée sont aussi tranchées au microscope qu'elles le sont à nu.

OBSERVATION VII (Albert Puech, de Nîmes)

Dans son travail intitulé : Nouvelles recherches sur les hernies de l'ovaire (Annales de Gynécologie, t. X, 1879, p. 321), l'auteur rapporte (p. 335) parmi les lésions dont peut être atteint l'ovaire hernié, un cas de « dégénérescence tuberculeuse », mais sans autres détails.

OBSERVATION VIII (Largeau, de Niort).

Enfant de 5 ans et demi, santé toujours délicate.

Mère morte d'une affection pulmonaire consécutive à la fièvre typhoïde. Père mort il y a quelques mois d'une maladie de l'abdomen de nature probablement tuberculeuse. Grand-père mort d'une affection chronique de la poitrine.

L'enfant a porté un bandage pour une hernie inguinale droite de la première enfance qui aurait guéri. On avait depuis longtemps supprimé le bandage quand sont arrivés les accidents actuels.

Le 15 décembre 1886, l'enfant depuis quelque temps est fatigué, mange mal, se plaint du ventre et de diarrhée ; un peu de fièvre le soir. On crut d'abord à une fièvre typhoïde légère. Il est au lit depuis quinze jours. La fièvre angmente, une douleur vive se manifeste dans la région inguinale.

A l'examen, on constate un ballonnement considérable du ventre. Sensibilité des parois pas très vive. Sonorité tympanique à la percussion dans tous les points. Dans la région inguinale droite, une tumeur composée de deux parties distinctes : autour du testicule, hydrocèle ; au-dessus d'elle, une épiplocèle nettement globulée. La tumeur n'est pas très douloureuse à la palpation. Empâtement autour de l'épiplocèle. Peau ni rouge ni œdématiée.

Diagnostic. — Epiplocèle enflammée ayant entraîné par action réflexe le ballonnement considérable du ventre. Pas de péritonite généralisée, car il n'y a pas de sensibilité vraie du ventre, ni vomissements.

Opération. — Incision du sac. Epiploon couvert de petites granulations rondes, comparables à des grains de tapioca cuit (tubercules miliaires). Pas de liquide dans le sac. L'épiploon, après destruction de quelques adhérences, attiré en bas, ne montre que les granulations tuberculeuses remontant sur toute sa partie visible. Résection de l'épiploon le plus haut possible, réduction du moignon.

Après la réduction, sortie de l'abdomen d'une assez grande quantité (un demi litre) d'un liquide clair, comparable à celui d'un kyste hydatique, mais moins clair. Le ventre étant vide, dissection du sac, résection et réduction du moignon. Incision, lavage phéniqué et suture de la vaginale.

Suites de l'opération. — Le ballonnement diminue, la fièvre aussi, l'appétit revient. Six mois après, les bourses sont normales, la hernie guérie sans qu'il ait porté bandage; l'hydrocèle ne s'est pas reproduite. Pas de signe de tuberculose ni pulmonaire ni des autres viscères. Un an plus tard, l'enfant se porte toujours très bien.

L'examen histologique de l'épiploon enlevé, fait par M. Toupet, au laboratoire de M. le professeur Cornil, montre les caractères tuberculeux des granulations. Une figure reproduite dans les bulletins de la Société anatomique représente la disposition des noyaux tuberculeux dans le tissu épiploïque. Cette observation, communiquée à la Société de chirurgie en 1888 a été l'objet d'un rapport de M. Lucas-Championnière (1). Un résumé de l'observation avec figure représentant les lésions histologiques se trouve dans le Bulletin de la Société anatomique de Paris, 1888, 5e série, t. II, p. 316).

OBSERVATION IX (Paul Berger).

Femme de 38 ans, bien portante, présentant aux sommets des lésions très vaguement appréciables. Hernie apparue depuis trois semaines, à la suite d'efforts violents, du volume d'un

1. Lucas-Championnière, Bull. et Mém. de la Soc. de Chir., 1888, t. XIV, p. 816.

œuf mollasse, irrégulière au palper, sans fluctuation et irréductible.

Diagnostic. — Epiplocèle crurale gauche. Pas d'accidents d'étranglement; pourtant il s'était produit au début plusieurs crises douloureuses, et pour éviter leur retour on se décida à pratiquer la cure radicale.

Opération. — L'incision conduit sur un lipôme herniaire de volume moyen; le sac ouvert, on trouva une masse épiploïque étalée en nappe sur toute la surface interne du sac, épaisse de un centimètre au moins et semée de nodules crétacés. Au centre, une petite cavité kystique, large comme une noix, était ménagée par l'enroulement du feuillet épiploïque, et remplie d'un liquide séro-sanguin noirâtre, tout semblable à celui qu'on rencontre dans les sacs herniaires. Il n'y avait pas trace d'intestin; le pédicule gros comme le petit doigt se prolongeait seul dans l'abdomen; il fut lié et coupé, mais le décollement total du sac était impossible; à l'orifice profond, il adhérait intimement à la paroi interne de la veine fémorale, et une déssection poussée plus loin n'eut pas laissé que d'être dangereuse. Sutures, drainage. Aucune élévation de température les jours suivants. Guérison rapide.

L'épiploon réséqué fut examiné au laboratoire de M. Mathias Duval, où fut confirmé histologiquement le diagnostic anatomique, porté pendant l'opération, de tubercule épiploïque.

(Cette observation, rédigée par M. Calot, interne du service, est publiée dans le travail de M. Lejars, loc. cit. p. 803).

OBSERVATION X. — (J. Cruveilhier)

« Comme exemple de tuberculisation partielle des membranes

séreuses, je citerai encore le fait d'un individu mort d'une phtisie laryngée, et dont les poumons étaient parsemés d'une grande quantité de granulations miliaires disséminées au milieu d'un tissu pulmonaire sain. Cet individu avait deux énormes hernies inguinales; or, le sac herniaire et la partie déplacée du mésentère étaient seuls couverts de granulations miliaires transparentes.

(Ce fait, publié dans le *Traité d'anatomie pathologique générale* de Cruveilher, est le seul parmi les trois de cet auteur, que MM. Hanot (*Des rapports de l'inflammation avec la tuberculose*, thèse d'agrégation, Paris, 1883, p. 118), Boursier et Lejars rapportent. M. Lejars fait entrer ce cas parmi les néoplasmes sacculaires, tandis que, comme on a pu le voir, le sac et le mésentère étaient le siège de granulations tuberculeuses).

OBSERVATION XI. — (Brissaud.)

Au mois d'avril 1882, dans le service du professeur Lasségue, était couché un garçon de vingt-cinq ans, de bonne apparence, marié depuis peu de temps, et qui était entré à l'hôpital, pour en finir avec un gros rhume dont il ne pouvait se débarrasser en continuant son travail. Cet homme était un phtisique au début. Il n'y avait pas de fièvre, pas de sueurs nocturnes, mais des signes d'induration aux deux sommets. Ces conditions étaient tout à fait celles dans lesquelles on peut espérer de bons résultats de l'alimentation forcée; on soumit le malade au gavage, et en six semaines, il avait éprouvé une amélioration considérable de son état général et de son état local. Sur ces entrefaites se manifestaient, du côté d'une hernie inguinale droite dont il était porteur depuis dix ans, des symptômes d'engouement avec péritonite circonscrite. Trois jours après, l'opération fut jugée indispensable ; M. Polaillon reçut le malade dans son service et l'opéra. La mort survint au bout de quarante-huit heures, et l'autopsie démontra que toute guérison, même temporaire, eût été impossible : l'anse intestinale herniée et le collet du sac étaient le siège d'une infiltration tuberculeuse confluente; c'est de là qu'était partie la péritonite ultime.

Ainsi cet homme a succombé aux conséquences d'une *tuberculose intestinale localisée*, qu'on pourrait appeler dans le cas particulier une tuberculose herniaire.

(Cette observation, insérée dans la thèse de M. Hanot, auquel l'auteur la communiqua, est rapportée par Boursier et Lejars.)

OBSERVATION XII. — (JORDAN)

(*Semaine Medicale,* 1895, page 443)

Le 21 mars 1893 entra à la clinique chirurgicale de Heidelberg un homme de cinquante-cinq ans, porteur d'une hernie inguinale gauche. Il était né avec une hernie inguinale double ; grâce au port d'un bandage la hernie droite s'était guérie, tandis qu'il n'en avait pas été de même de celle du côté opposé. Au cours de l'été de 1892, la hernie fit issue au-dessous du bandage et resta dès lors irréductible. En février 1893, elle augmenta de volume sans cause appréciable et devint le siège de douleurs assez vives pour empêcher le malade de travailler. A l'entrée de celui-ci à l'hôpital, on constate que le côté gauche du scrotum et le trajet inguinal sont occupés par une tumeur du volume d'une tête d'enfant, de consistance molle, sonore à la percussion, non douloureuse à la pression et irréductible. Le malade est pâle, anémié. Les poumons paraissent sains à l'auscultation. L'abdomen est un peu ballonné ; la pression profonde au-dessus des épines iliaques antérieures et supérieures provoque une légère douleur. Il n'existe aucun signe d'ascite.

Le 24 mars, Jordan se décide à faire l'opération radicale de la hernie. Après ouverture du sac herniaire, on arriva sur une masse énorme d'anses intestinales soudées entre elles par des adhérences solides. Sur et entre ces anses, se trouvaient disséminées des nodosités variant du volume d'un pois à celui d'une noisette. Cà et là, en cherchant à détacher des adhérences, on voyait un pus caséeux sourdre de petits abcès. Les anses intestinales étaient partout adhérentes au sac. Ce dernier dans la région du trajet inguinal, était extrêmement épaissi ; au niveau du collet il formait une masse dure, bosselée, de la grosseur du doigt, ce qui avant l'opération avait fait craindre l'existence d'un néoplasme malin. La face interne de cette partie du sac était criblée de tubercules miliaires et de nodosités plus grosses. Deux de ces dernières furent enlevées pour être soumises à l'examen microscopique. Il ne pouvait être question de chercher à réduire le paquet intestinal. Après lavage au sublimé et application de poudre d'iodoforme, le sac fut fermé par des sutures et la plaie cutanée réunie à son tour sans drainage. L'examen des nodosités enlevées démontra leur nature tuberculeuse ; il s'agissait donc d'une tuberculose herniaire à forme sèche. La plaie guérit par première intention ; peu à peu la hernie diminua de volume, et le 16 avril l'opéré sortit, muni d'un suspensoir. Il fut revu une année plus tard : l'état général s'était considérablement amélioré ; quant à la hernie, elle était devenue parfaitement réductible. Au niveau du scrotum, on apercevait deux petites fistules secrétant un peu de pus clair.

Après la réduction, on pénétrait sans peine avec le doigt dans l'anneau herniaire, dont on sentait nettement les bords. Quant à l'abdomen il ne présentait rien d'anormal.

OBSERVATION XIII. — (ROTH)

(Obs. prise à la clinique de M. Czerny, à Heidelberg).

L'enfant qui fait le sujet de cette observation était âgé de 4 ans et ne présentait aucun signe de tuberculose. Il était atteint de deux hernies inguinales irréductibles, qui furent considérées comme formées par de l'épiploon. L'opération permit de constater que, des deux côtés, la surface intérieure du sac herniaire était recouverte de nombreux tubercules. A droite, l'épiploon était le siège du même processus. Un liquide séro-purulent, qui fit issue hors de la cavité abdominale à l'ouverture de sac herniaire, démontra la coexistence d'une péritonite tuberculeuse. L'enfant se rétablit ; deux ans après, il ne présentait plus aucun symptôme.

OBSERVATION XIV (ROTH)

(Obs. prise à la clinique de M. Czerny, à Heidelberg).

Homme âgé de 35 ans, porteur d'une hernie congénitale gauche, devenue irréductible depuis peu et provoquant des douleurs dans l'aîne du même côté. Outre un léger affaiblissement du murmure vésiculaire au sommet gauche, l'examen ne fit découvrir aucun signe de tuberculose. La moitié gauche du scrotum présentait le volume d'une tête de nouveau-né. Son contenu devait se composer, d'après les signes fournis par la palpation et la percussion, d'anses intestinales et d'une partie dure sans doute formée par de l'épiploon. Au cours de l'intervention, on put se rendre compte que la tumeur était constituée par de l'intestin grêle. Entre les anses intestinales, on apercevait des tubercules, variant du volume d'un petit pois à celui d'une noisette, et des abcès remplis d'un pus caséeux. Le sac herniaire était aussi tapissé de tubercules.

On dut renoncer à réduire l'intestin, pour éviter l'infection tuberculeuse du péritoine et l'on se contenta de fermer la plaie, après avoir introduit de l'iodoforme dans la poche herniaire. La cicatrisation de la plaie s'effectua rapidement.

Une année plus tard, le malade se présentait de nouveau à la clinique. Son état général était satisfaisant, et la hernie était devenue irréductible, mais il s'était formé deux petites fistules dans la plaie opératoire (Beitrage zurklin. Chir., XV, 3).

OBSERVATION XV (Roth)

(Observation prise à la clinique de M. Czerny, à Heidelberg), rapportée dans la Semaine médicale, 13 mai 1896, p. 200.

Homme de 38 ans, présentant une forte hérédité tuberculeuse. Il était porteur d'une hernie inguinale droite, à la suite d'une chute faite onze ans auparavant. Dernièrement, elle était devenue irréductible, sans qu'il y eût pour cela de signes d'occlusion intestinale. A son entrée à la clinique, le malade offrait les symptômes d'une bronchite suspecte. Le côté droit du scrotum renfermait une tumeur de la grosseur des deux poings.

de consistance molle, en partie réductible, mais sans gargouillements.. Au pôle inférieur de cette tumeur, on constatait une partie bosselée, dure et sensible, du volume d'un œuf de pigeon, reliée à la tumeur principale par une bride ayant la consistance de l'épiploon. L'opération montra que le sac herniaire était rempli d'un liquide séro-fibrineux; en outre, une bride épiploïque adhérait au fond de la poche herniaire. La surface de l'épiploon et celle du sac étaient recouvertes d'un grand nombre de tubercules miliaires, dans lesquels il fut possible de découvrir ultérieurement le bacille de Koch.

L'excision de la bourse herniaire et de son contenu fut suivie d'une prompte guérison.

OBSERVATION XVI (SANTUCCI)

(Observation prise à la clinique du professeur Colzi. Settimana med. dello Sperimentale, 27 juin et 4 juillet 1896).

Casini Merope, âgée de 40 ans, n'ayant aucune hérédité tuberculeuse ou herniaire. En février 1890, elle commença à éprouver des troubles du côté de l'appareil digestif (inappétence, vomissements, diarrhée, douleurs de ventre). Au bout de trois mois son état s'améliore et il ne persiste qu'un peu de tuméfaction du ventre et quelques vagues douleurs abdominales.

Apparition en février d'une hernie crurale droite qui fut maintenue par un bandage.

Le 12 novembre, à la suite d'un effort, la hernie devint irréductible et en même temps la malade accuse une douleur interne avec des vomissements et des douleurs généralisées de tout le ventre.

A son entrée à la clinique, on fit le diagnostic d'entérocèle crurale étranglée et de péritonite tuberculeuse. On pratiqua l'herniotomie; le sac fut incisé; on fit la section profonde et superficielle des tissus. Les suites de l'opération furent bonnes et la malade put quitter la clinique dix-sept jours après l'opération.

Deux mois après, il se forma au niveau de la cicatrice un abcès stercoral et consécutivement deux fistules. Mort au bout d'un an par tuberculose miliaire.

Examen anatomo-pathologique. Le sac contenait un liquide sanguinolent et toute sa face interne était tapissée de tubercules, les uns miliaires, les autres caséeux et réunis en grappe. L'intestin était congestionné et recouvert d'une quantité de tubercules de dimensions variables.

Examen microscopique. On trouva des tubercules fibreux, des cellules géantes et les bacilles de la tuberculose en assez grande quantité.

OBSERVATION XVII. (Santucci.)

(Obs. prise à la clinique du prof. Colzi. — Settimana med. dello sperimentale, 27 juin et 4 juillet 1876).

Remediotti Teresa, âgée de 63 ans. Apparition il y a quatre ou cinq mois seulement d'une hernie crurale droite, laquelle resta irréductible et complètement indolente jusque vers le 9 décembre 1895, moment où elle devint irréductible, douloureuse et dure. La malade attribue cette douleur et cette irréductibilité à un effort. Pas d'antécédents tuberculeux; pas de hernie dans la famille. La malade se plaint depuis quelque temps d'une toux sèche et d'une respiration courte; pas de fièvre le soir ni de sueurs nocturnes. Diminution des forces et de l'appétit.

A l'examen, la région crurale droite est le siège d'une tuméfaction circonscrite, grosse comme un œuf de dinde, dure, mais d'une dureté élastique, non fluctuante, irréductible, douloureuse à la pression. La respiration est rude, prolongée avec un souffle bronchique et des râles humides L'examen des crachats révèle la présence de bacilles en assez grand nombre.

On pratique la cure radicale. Le sac contient une anse intestinale de 4 centimètres, de couleur rouge sombre, lisse, et ne présentant aucune trace de tuberculose. Le péritoine pariétal semble aussi intact; la face interne seule semblait malade.

L'opération eut des suites bonnes, mais à partir de ce moment la toux augmenta et on envoya la malade dans un service de médecine pour soigner son affection pulmonaire. C'est alors qui des parents craignant une fin prochaine, la ramenèrent dans sa famille. Depuis lors, on n'eùt plus de ses nouvelles.

A l'examen du sac, celui-ci était recouvert sur sa face interne de petits nodules, pressés les uns contre les autres et de volume moyen.

L'examen bactériologique du liquide du sac fut négatif.

A l'examen histologique, on trouva les vaisseaux sanguins très dilatés, des cellules géantes avec un gros noyau périphérique et tout autour une couche de cellules épithélioïdes et embryonnaires.

L'inoculation fut positive, le cobaye mourut au bout de 25 jours aux suites d'une tuberculose généralisée.

OBSERVATION XVIII (Raym. Petit)

Victor Bar..., 3 ans, entré à l'hôpital Bichat le 25 août 1891, salle Jarjavay, n° 10 bis. Pas d'antécédents héréditaires; père tuberculeux pulmonaire 2e période.

La hernie est connue depuis quatre mois seulement; au début elle était très petite et n'a augmenté que progressivement. Le petit malade portait un bandage qui n'était pas bien adapté. Il est même resté six semaines sans son bandage, qui était en réparation. Il n'a jamais souffert du côté de sa tumeur herniaire et ne s'en plaint pas.

Le 8 septembre, on constate à l'examen une hernie inguinale droite, petite, mais descendant dans les bourses, et qui n'est que partiellement réductible. La réduction faite, il reste en effet une petite tumeur ovoïde, dure, indolente située au-dessus du testicule dont elle semble complètement indépendante : c'est cette tumeur qu'on ne peut faire rentrer par l'orifice inguinal. La hernie réduite se reproduit facilement par la toux et dans la station debout ; elle est complètement indolente. Le ventre est un peu ballonné et élargi sur les côtés.

Le 11, opération par M. Broca. Après incision, on tombe sur le sac que l'on ouvre et dont il s'échappe du liquide séreux. La surface interne est villeuse, irrégulière et comme chagrinée. Il s'agit là d'une hydrocèle congénitale tuberculeuse : il n'y a pas d'intestin. L'opération est terminée par l'extirpation du sac et la suture.

Le 19, ablation des fils ; réunion par première intention.

Le 22, on s'est aperçu depuis quelques jours d'un abcès torpide à la partie inférieure de la région fessière droite. A l'incision il s'en écoule un pus verdâtre, phlegmoneux, peu abondant. Drainage, pansement iodoformé.

L'enfant sort le 30 septembre, complètement guéri.

Le 12 mai 1892, le malade est revu, se portant très bien ; son état général est excellent, son ventre très souple. Sa cicatrice est un peu chéloïdienne, bien qu'il n'y ait pas eu de suppuration.

Revu le 23 juin 1897, c'est-à-dire cinq ans après l'opération, le petit malade va très bien ; il jouit d'une santé générale excellente et ne tousse jamais. Il a engraissé d'une façon très notable. Du côté opéré aucune impulsion, cicatrice blanche et souple. Aucune trace de tuberculose.

Examen histologique par M. Lieffring, externe du service. — La fausse membrane est dure, résistante et fibreuse, d'une épaisseur variable. Les parties examinées ne mesuraient pas moins de 1 centimètre.

A l'œil nu, en pratiquant des coupes en divers sens, on observe des granulations blanchâtres, de la grosseur d'un grain de mil.

Examinée à faible grossissement, la membrane est d'une structure uniforme, conjonctive ; çà et là, certains points colorés correspondent à des amas de cellules embryonnaires plus sensibles aux réactifs. On observe des vaisseaux assez nombreux.

A fort grossissement, la structure histologique est celle de toutes les membranes inflammatoires. Entre les mailles d'un tissu conjonctif fin, discret et peu nettement différencié, on observe des cellules rondes embryonnaires, peu sensibles à l'hématoxyline. En certains points, ces dernières sont groupées en amas plus denses, et au milieu d'elles on reconnaît l'élément habituel du tubercule, la cellule géante. Il s'agit là de follicules probablement tuberculeux, bien que la recherche des bacilles sur coupe par les méthodes appropriées soit restée négative.

OBSERVATION XIX (Raym. Petit)

Amédée D..., 3 ans et demi, entré le 26 septembre 1894 à l'hôpital Trousseau, salle Denonvilliers.

Cet enfant ne présente rien à relever dans ses antécédents héréditaires.

Il a une hernie inguinale droite qui a paru depuis deux mois ; depuis ce moment l'enfant porte un bandage à ressort qui ne la maintient pas réduite.

A l'examen, on constate que la tumeur est réductible ; mais après réduction il persiste une grosseur d'un volume moyen qui en impose pour de l'épiploon adhérent.

Le 29 septembre, M. Broca fait la cure radicale. Au cours de l'opération on trouve un sac funiculaire qui descend assez bas dans le scrotum, mais qui est cependant assez souple même à la partie inférieure. A l'incision de la séreuse, il s'écoule un peu de liquide, et on constate une surface tomenteuse, ressemblant à des fongosités tuberculeuses. En remontant vers le collet du sac, les lésions s'atténuent et semblent disparaître.

La cicatrisation par première intention a été obtenue et l'enfant est sorti le 23 octobre avec une cicatrice linéaire et le testicule en bon état.

Le petit malade est revu en décembre 1895 ; il est très bien portant ; sa cicatrice est parfaite ; on ne constate pas la moindre impulsion ; son ventre est souple et normal.

Examen histologique, par M. A. Pilliet. — Les coupes ont porté sur la paroi du sac herniaire, dans un point couvert de granulations assez dures. La surface interne du sac se montre couverte de ces mêmes granulations qui sont chacune constituées par un tubercule du type fibreux et comprenant les trois zones classiques : une cellule géante intra-vasculaire au centre, une couche épaisse de cellules conjonctives à type fusiforme ou arrondi, puis une nappe de cellules polymorphes qui se confondent à la périphérie du follicule tuberculeux avec celles du tissu ambiant. Ces follicules sont développées dans les pelotons saillants sous le péritoine des vaisseaux lymphatiques. Audessous de ces follicules s'en rencontrent quelques-uns, peu abondants, qui forment un second étage au contact des premiers. Les derniers plans sont formés par du tissu conjonctif qui contient un certain nombre de faisceaux de fibres musculaires lisses.

Cette tuberculose affecte le type fibreux, elle tend à la cicatrisation ; très peu de follicules sont caséeux à leur centre. Elle serait donc difficile à distinguer à l'œil nu des granulations fibreuses de la péritonite chronique, qui se développent également autour des vaisseaux.

OBSERVATION XX (Raym. PETIT)

Joseph C..., âgé de 3 ans. Entré à l'hôpital Trousseau, salle Denonvilliers, le 9 avril 1894.

Rien à relever dans les antécédents héréditaires ; les parents sont bien portants, les autres enfants de même ; personne n'a de hernie dans la famille.

La mère s'est aperçue il y a un mois environ que l'enfant avait une hernie inguinale droite ; amené de suite à la consultation, l'enfant entre à l'hôpital pour y être opéré.

Etat actuel. — On constate une hernie inguinale droite avec les particularités suivantes : entre la tumeur herniaire et le testicule, on sent une tumeur qui paraît appartenir à la tête de l'épididyme ; la hernie est réductible.

Le 11 avril, M. Broca fait l'opération de la cure radicale. Le sac contenait du liquide citrin en petite quantité ; il descend jusqu'au contact de la vaginale, mais sans qu'il ait persisté de communication entre les deux séreuses. C'est au fond du sac qu'appartient la petite tumeur dont nous avons parlé plus haut. La face interne du sac herniaire est d'aspect tomenteux, irrégulier et semé de granulations tuberculeuses qui vont en diminuant vers le collet.

Le sac est disséqué le plus haut possible, mais on ne peut dépasser les limites de la séreuse malade et la ligature porte encore sur du péritoine tuberculisé. Au moment de la ligature, il s'écoule encore de l'abdomen un peu de liquide citrin.

Les suites immédiates de l'opération ont été des plus simples et la température n'a jamais monté à 38°. L'enfant sort guéri le 6 juillet 1894, avec une excellente réunion immédiate,

Pendant 8 à 10 mois le petit malade a continué de bien aller. Il n'a présenté aucun accident ni du côté de la cicatrice, ni du côté de son ventre. Au bout de 10 mois, il a succombé en 10 à 12 jours à une méningite tuberculeuse.

OBSERVATION XXI (Raym. PETIT)

Louis Lég..., 4 ans et demi, entre à l'hôpital Trousseau, salle Denonvilliers, le 13 septembre 1893, pour une hernie inguinale gauche avec hydrocèle du même côté.

Ses antécédents héréditaires ne présentent rien à relever.

Sa hernie est connue depuis environ six semaines; il n'a jamais porté de bandage. Venu à la consultation, on lui a ponctionné son hydrocèle il y a trois semaines.

Actuellement, il présente de nouveau les signes classiques d'un épanchement séreux dans la tunique vaginale qui semble épaissie; au-dessus il existe un kyste du cordon et un sac herniaire.

Le 21 septembre, l'enfant est opéré. On trouve d'abord une hydrocèle vaginale, à faible épanchement citrin. Le feuillet pariétal de la vaginale est épaissi et induré, son aspect est lardacé. A la coupe, il ne mesure pas moins d'un demi-centimètre d'épaisseur et laisse voir quelques rares granulations grises. Sa surface interne, au contraire, est parsemée de nombreuses granulations, dures et présentant tous les caractères des granulations grises tuberculeuses; les plus volumineuses d'entre elles n'atteignent pas le volume de la moitié d'une tête d'épingle. Le feuillet viscéral de la séreuse reste mince et souple; on y trouve quelques fausses membranes tapissant le testicule et l'épididyme, mais elles sont faciles à détacher. Le cul-de-sac de la vaginale compris entre l'épididyme et la glande séminale est parfaitement sain, mais le bord convexe et les deux faces de l'épididyme présentent quelques granulations disséminées.

Au-dessus de la vaginale ainsi modifiée et communiquant avec elle par un pertuis filiforme, il existe un kyste du cordon atteignant le volume d'une grosse amende. Les parois en sont absolument souples et minces, mais parsemées de quelques granulations. Son liquide, d'ailleurs peu abondant, est citrin.

A deux ou trois centimètres au-dessus du kyste, on trouve un sac herniaire funiculaire sans aucune communication avec lui; il ne lui est pas même relié par un cordon fibreux. A l'ouverture du sac, il s'écoule de la cavité abdominale environ une cuillerée de liquide citrin. Les parois du sac sont minces, et semées de quelques granulations grises très discrètes.

Extirpation du sac herniaire, du kyste du cordon et du feuillet pariétal de la tunique vaginale.

Deux ou trois des granulations examinées au microscope n'ont pas permis de retrouver les bacilles tuberculeux. Mais l'inoculation d'un fragment de la vaginale au cobaye a été positive.

Les suites opératoires furent des plus simples et le petit malade quittait l'hôpital le 22 octobre.

Nous l'avons revu depuis, en décembre 1895, très bien portant. Sa cicatrice est excellente, il n'y a pas la moindre impulsion.

Le testicule est à sa place et les bourses ne sont le siège d'aucun épanchement.

Pas de traces de tuberculose pulmonaire ou autre. Le ventre est souple et normal.

En juin 1897, état général excellent.

OBSERVATION XXII (R. Petit)

Auguste A..., 7 ans. Entré à l'hôpital Trousseau le 30 août 1895, salle Denonvilliers.

Aucun antécédent héréditaire à relever.

L'enfant a une hernie inguinale droite que la mère a vue pour la première fois il y a six mois. Il n'a porté bandage que depuis quinze jours.

A l'examen du malade, on constate une hernie inguinale droite descendant jusqu'au fond des bourses, et réductible.

La réduction faite, il reste de l'empâtement, surtout à la partie inférieure du scrotum.

Le 31 août 1895, cure radicale; on trouve une hernie testiculaire, avec persistance du conduit vagino-péritonéal; à l'ouverture de la séreuse, il s'écoule du liquide citrin, et on remarque que le testicule est un peu atrophié et haut placé. Au-dessous de lui se prolonge la poche liquide qui descend jusqu'au fond des bourses; là, on voit la vaginale tomenteuse, très épaisse, irrégulière et violacée. Cet état cesse sur le testicule, mais à la partie supérieure la séreuse présente un semis de granulations tuberculeuses caractéristiques, qui se prolonge de plus en plus discret dans l'abdomen. Le sac est disséqué le plus loin possible, et bien que la ligature porte très haut puisqu'on a pu voir la graisse péri-vésicale et les vaisseaux épigastriques, les parties malades n'ont pu être dépassées. En bas, la séreuse est excisée jusqu'auprès du testicule.

Le 19 septembre, l'enfant sort, après réunion par première intention. Le testicule droit est en bas; mais le côté droit des bourses est le siège d'un hématome formant une tumeur en boudin qui remonte jusqu'à l'anneau inguinal. A la racine de la cuisse droite, près du pli génito-crural, la peau a une teinte légèrement ecchymotique.

Revu le 11 octobre 1895, l'enfant a un petit abcès à la partie supérieure de sa cicatrice, et une soie est éliminée. L'hématome a beaucoup diminué.

Revu de nouveau en décembre 1895, le petit malade va très bien; l'hématome est presque complètement résorbé.

La cicatrice est très bonne et régulière. Il n'y a aucune impulsion, le ventre est normal et parfaitement souple, l'état général excellent. En juin 1897, la guérison s'était maintenue.

Examen histologique, par R. Petit.— Après durcissement de la pièce dans l'alcool et inclusion à la paraffine de fragments prélevés au niveau de la zone la plus épaissie, nous avons fait des coupes perpendiculaires à la séreuse.

Les colorations à l'hématéine et à l'éosine nous ont permis d'y voir les lésions suivantes :

1° Le revêtement séreux est partout extrêmement épaissi. Il est sinueux et par places soulevé par des tubercules.

2° Le tissu conjonctif sous-séreux est considérablement épaissi et a évolué vers la transformation fibreuse, mais d'une façon diffuse. On voit en même temps de nombreux vaisseaux jeunes dans l'épaisseur du sac.

3° Dans quelques coupes, il y a des tubercules avec une ou deux cellules géantes centrales; ils sont plongés au sein du tissu conjonctif proliféré, mais sans qu'il y ait nettement de disposition annulaire de ce tissu autour d'eux. La plupart de ces tubercules sont assez profonds et éloignés du revêtement séreux. Quelques-uns cependant lui sont contigus et le refoulent même à l'intérieur du sac où il fait saillie.

Le crémaster se trouve dans le sac à la partie la plus externe. Nous avons pu, sur une coupe, colorer des bacilles dans les cellules géantes.

L'inoculation au cobaye a été positive.

OBSERVATION XXIII (R. Petit)

Marcel Gue..., âgé de 4 ans, entre le 22 février 1897 à l'hôpital Trousseau, pour une hernie inguinale droite. Aucune tare héréditaire ; né à terme, il a été élevé au sein et sévré à 22 mois.

A la naissance, on a constaté une petite tumeur inguinale droite, augmentant de volume pendant les cris. L'enfant a porté un bandage.

Depuis trois semaines, disent les parents, il a maigri beaucoup et ne mange presque plus. Son caractère a changé, il ne joue pas avec entrain comme autrefois.

A son entrée à l'hôpital, on constate dans l'aine et la partie droite du scrotum une tumeur du volume d'un œuf de pigeon, réductible vers l'abdomen, mais se reproduisant facilement au moindre effort. Pas d'ectopie testiculaire.

Opération, le 23 février 1897. — On trouve un sac herniaire, funiculaire, descendant jusqu'au contact de la tunique vaginale; ce sac est à parois assez épaisses. Après l'avoir ouvert, on voit que sa face interne est tomenteuse sur toute son étendue et présente les caractères des séreuses tuberculisées.

Le lendemain, l'enfant tousse et est oppressé ; il a de la matité à la base des deux poumons; dans les aisselles, on perçoit des râles crépitants éclatant par bouffées inégales, tandis qu'aux deux sommets, il y a quelques râles ronflants disséminés.

L'enfant accuse une douleur diffuse à la partie inférieure de l'abdomen.

Vers midi, le petit malade est pris de vomissements presque continuels, verdâtres, et se faisant sans efforts.

La respiration est pénible et la dyspnée s'accroît de plus en plus (60 respirations par minute). Le pouls devient filiforme, incomptable.

L'enfant meurt le 24 février avec des symptômes adynamiques. L'autopsie n'a pas pu être faite.

Examen histologique, par R. Petit. — Sur cette pièce, conservée dans l'alcool, nous avons pratiqué des coupes perpendiculaires à la face séreuse.

Après la coloration à l'hématéine et à l'éosine, nous avons constaté :

1° Une énorme prolifération du tissu conjonctif sous-séreux. En maints endroits, mais à quelque distance du revêtement séreux, il y a de nombreux tubercules formés par l'agglomération de 2 ou 3 cellules géantes ; d'autres, plus près de la séreuse, la soulèvent. Autour des tubercules le tissu conjonctif a évolué vers la formation fibreuse et des couches concentriques enserrent circulairement les tubercules, leur donnant une limite très nette et les séparant les uns des autres.

2° Les tentatives de coloration du bacille avec la méthode de Ziehl sont restées négatives.

En somme, il s'agit là de tubercules en voie de transformation fibreuse et par conséquent évoluant vers la guérison.

L'inoculation au cobaye a été positive.

OBSERVATION XXIII (R. Petit)

Hernie inguinale double ; à gauche, la hernie de la trompe et de l'ovaire; tuberculose herniaire, chez une petite fille de trois ans. — Eugénie P..., 4 ans, entre salle Giraldès le 4 février 1896. Hernie inguinale double, plus volumineuse à gauche qu'à droite. A gauche, on trouve une tumeur grosse comme un œuf de pigeon, se prolongeant jusque dans la partie supérieure de la grande lèvre, tumeur molle, mate, réductible et se reproduisant par la marche.

A droite, on ne sent qu'un petit cordon roulant sous le doigt et situé au-dessous de l'anneau.

Cure radicale à gauche le 13 février 1896.

Hernie de la trompe et de l'ovaire ; tuberculose herniaire remontant au-dessus du collet du sac; le doigt sent le péritoine tomenteux. On voit, au niveau de la partie postérieure du sac, la trompe repliée en anse et au-dessus d'elle se trouve l'ovaire engagé dans l'anneau interne.

Comme il y a des granulations tout autour de la trompe, les annexes sont enlevés avec le sac.

Pendant l'opération, l'enfant a eu une selle diarrhéique abondante, qui réfluant au-dessus d'une compresse tamponnée entre les cuisses a inondé la région inguinale. Il en est résulté un phlegmon de l'aine, et malgré des incisions multiples, l'enfant a succombé le 18 février.

Autopsie. — Pas de péritonite opératoire. Broncho-pneumonie, granulations péritonéales et pleurales.

Chez cette jeune malade, âgée de trois ans, rien n'avait pu mettre sur la voie du diagnostic.

OBSERVATION XXIV (R. Petit)

Antoinette G..., 18 ans, entre, le 11 novembre 1896, à l'hôpital Trousseau, salle Giraldès.

Antécédents. — Le père, mort bacillaire, avait une hernie inguinale gauche.

Né à terme et nourrie au sein jusqu'à un an et demi, cette enfant s'est toujours bien portée.

On s'est aperçu, il y a seulement quinze jours qu'elle avait une grosseur au niveau de l'aine droite.

On constate actuellement une hernie inguinale droite qui apparaît quand la petite malade tousse. La hernie est de la grosseur d'une noix et sort dès que l'enfant marche. A la palpation, on sent en avant, au-dessous des anses intestinales, un corps arrondi que l'on crut être l'ovaire. Le 12 novembre 1896, cure radicale.

On trouve un sac tomenteux, fongueux, rempli de granulations tuberculeuses ; les granulations remontent dans l'abdomen. L'extrémité inférieure du sac est remplie et forme une masse, grosse comme une noisette, qui est celle que l'on avait prise pour l'ovaire. On évacue du ventre d'un liquide ascitique citrin, mais en petite quantité.

Les suites de l'opération ont été très simples; il n'y a pas eu d'autre poussée granulique et la réunion par première intention a été obtenue.

La malade a quitté l'hôpital le 17 décembre 1896, complètement guérie de sa hernie (1).

OBSERVATION XXV (R. Petit)

Paul Laq..., 7 ans, entre à l'hôpital Trousseau, salle Denonvilliers, le 19 octobre 1896.

Antécédents. — Au dire de la mère, bien portante, le père serait tuberculeux. Un enfant est mort hydrocéphale ; un autre a succombé à des hémoptysies après la coqueluche ; un autre, né avant terme, est mort hydrocéphale et la mère aurait eu de l'éclampsie à ce moment.

L'enfant, né à terme, a été élevé au sein d'abord, puis au lait de chèvre. Il a toujours été chétif, Il a eu la rougeole et une bronchite à 6 ans; depuis il conserve un sommeil agité.

1. Cette observation et la précédente ont été publiées dans un mémoire de Mencière, in Revue des maladies de l'enfance, 1897.

Il porte une hernie inguinale gauche qui a été constatée, il y a six semaines. Peu après, il fit une chute de 1 mètre 50 sur le ventre, après laquelle il eut une syncope, puis des douleurs et des vomissements. On lui a fait porter sans succès un bandage.

La hernie rentrait quand l'enfant était couché et il n'en souffrait pas.

A l'examen, on constate actuellement une hernie inguinale gauche du volume d'un œuf de pigeon. Elle descend dans les bourses au contact du testicule gauche qui semble un peu plus gros que le droit. L'anneau inguinal est large et la hernie ne rentre plus dans la situation couchée.

Opération, le mardi 20 octobre, par M. A. Broca. — Sac funiculaire, avec tuberculose de la séreuse. Celle-ci est couverte de granulations discrètes et n'a pas l'aspect fongueux. Cure radicale.

Le 28 octobre 1896, l'enfant sort avec un pansement, sur la demande des parents. On a enlevé les fils et la réunion par première intention est obtenue.

L'enfant a été revu en très bonne santé et sans récidive en juin 1897.

OBSERVATION XXVI (R. Petit)

Marcel Delap. ., 8 ans, entré à l'hôpital Trousseau le 28 avril 1896, salle Denonvilliers.

Antécédents. — Son grand-père maternel a eu une hernie iuguinale.

Lui est né à terme et a été nourri au sein. Il a eu la rougeole à 18 mois, la coqueluche à 5 ans.

La hernie inguinale gauche qu'il porte est connue depuis l'âge de 4 ans. Il n'a jamais porté de bandage.

Actuellement, on constate que les deux testicules sont dans les bourses; le droit est normal. Le gauche a deux fois le volume du droit; il est un peu douloureux à la pression. De ce côté, on trouve une hernie inguinale peu volumineuse, mais l'orifice du canal est très dilaté et pendant la toux on y sent une forte impulsion. Il y a en outre un peu d'hydrocèle vaginale gauche; l'épididyme paraît gros, avec des noyaux indurés et sensibles, des bosselures au niveau de sa tête. Le canal déférent est lui-même un peu sensible à la pression, mais on n'y sent pas de modosités.

Opération, le 3 mai, par M. A. Broca. — On trouve des noyaux caséeux dans l'épididyme, dont l'un est ouvert au cours de la dissection du sac. La tunique vaginale est infiltrée, épaissie, comme lardacée. Cure radicale, pas de castration ni d'intervention sur l'épididyme.

L'enfant quitte l'hôpital le 21 mai, après une réunion par première intention.

Revu en juillet 1897; l'enfant n'a pas de récidive et son état général est excellent.

OBSERVATION XXVII (R. Petit)

Pauf Cof..., 8 ans, entre à l'hôpital Trousseau le 2 mars 1896, salle Denonvilliers.

Antécédents. — La grand'mère maternelle est rhumatisante; le grand-père maternel est épileptique. Le grand-père paternel est mort d'une maladie de cœur; un frère du père a été opéré pour une hernie double; il est aliéné aujourd'hui. Un cousin du malade a aussi une hernie.

L'enfant est issu de cousins germains ; une sœur a eu deux bronchites et tousse habituellement.

Il y a seulement huit jours que l'enfant s'est plaint de douleurs au ventre ; un médecin appelé l'a fait conduire à l'hôpital.

Actuellement on constate deux hernies inguinales. On sent du côté gauche des masses granuleuses, dures, arrondies, confluentes dans l'épaisseur de la paroi du sac herniaire. Un autre noyau plus volumineux occupe la tête de l'épididyme du même côté. A droite, il existe des granulations analogues dans l'épaisseur de la paroi du sac herniaire.

Etat général assez bon. Pas d'engorgement ganglionnaire.

Opération, le 5 mars 1896, par M. Broca. — Cure radicale double. Des deux côtés on trouve dans les sacs herniaires des granulations tuberculeuses, surtout dans celui du côté gauche. Là il y avait un peu d'hydrocèle vaginale. En outre, il y avait un peu d'ascite.

Le 12. Ablation des fils. Réunion par première intention.

Le 29. Bon état général ; mais il y a un épanchement ascitique abondant, lié à une péritonite tuberculeuse très nette. L'enfant sort le lendemain et va en convalescence à Laroche. Il en revient en bon état, mais conservant toujours un épanchement abdominal.

Revu en mai 1897, l'enfant va très bien ; son état général est excellent ; son ventre est souple et normal.

OBSERVATION XXVIII (R. Petit)

Antonin B..., 10 ans, entre le 21 janvier 1896 à l'hôpital Trousseau, salle Denonvilliers.

Antécédents. — Son père est mort de la poitrine il y a trois ans.

Il portait une hernie.

L'enfant a été nourri au sein. Il aurait eu une méningite à 8 mois et la coqueluche à 3 ans. Il est chétif et délicat.

Il y a un mois, il a soulevé des poids à l'école ; le soir, il s'est aperçu de sa hernie inguinale droite. Il n'a pas porté de bandage.

Actuellement, on constate une hernie inguinale droite facilement réductible, avec bruit de gargouillement.

L'orifice inguinal externe, un peu dilaté, permet de sentir une impulsion très nette.

Le 23 janvier 1896, cure radicale par M. A. Broca. Sac funiculaire descendant un peu dans le scrotum. La face interne du sac est irrégulière et tomenteuse, rappelant l'aspect d'un sac herniaire tuberculeux.

Le lendemain de l'opération, la température monte à 38°,4 le soir, mais pour redescendre à 37°,5 le lendemain. L'enfant ne souffre pas.

Ablation des fils le septième jour. Réunion par première intention.

Le 5 février, le malade quitte l'hôpital, guéri. La cicatrice opératoire est parfaite. Pas d'impulsion pendant la toux et l'effort.

OBSERVATION XXIV (R. Petit)

Jules Maig.., 2 ans et demi, entre le 4 mai 1896 à l'hôpital Trousseau, salle Denonvilliers.

Antécédents. — La mère, bien portante, a eu neuf enfants

dont trois sont morts, de rougeole, de bronchite, de choléra infantile. Un autre a des ganglions tuberculeux du cou.

Ce petit malade a eu une bronchite quelques semaines après sa naissance. A treize mois, paralysie infantile de la jambe gauche.

A six mois, la mère s'aperçut que le testicule droit augmentait de volume d'une façon progressive, en même temps la tumeur devenait de plus en plus dure.

Actuellement, dans la bourse droite, au-dessus du testicule qui est normal, on sent une tumeur très dure et irrégulière, parsemée de bosselures, de consistance variable et de la grosseur d'une noix environ. Cette tumeur n'est pas réductible ; elle est indolore et tout à fait indépendante du testicule. Le canal déférent est gros et dur, mais régulier. Pas d'hydrocèle.

Le ventre est un peu ballonné, mais souple et non douloureux ; pas de ganglions inguinaux ; rien dans la fosse iliaque droite.

Pas de troubles de la miction. Poumons normaux.

Atrophie notable du membre inférieur gauche.

9 mai 1896. M. A. Broca fait la cure radicale et la castration. Sac funiculaire arrivant jusqu'au sommet de la tumeur et lui adhérant par une petite dépression au cul-de-sac, autour de laquelle on trouve quelques granulations tuberculeuses.

Le testicule est normal ; au-dessus et en arrière de lui se trouve une tumeur volumineuse dont on ne peut le séparer. Castration. A l'examen de la pièce on voit qu'il s'agit d'un noyau de tuberculose du canal déférent au-dessus de l'épididyme.

Le 15. Ablation des fils ; réunion par première intention.

Le 18. Gros hématome fluctuant du côté droit.

Le 31. Le malade sort guéri.

Revu en juin 1897, l'enfant va très bien.

OBSERVATION XXV (R. PETIT)

Fernand Bourg..., 4 ans, entre à l'hôpital Trousseau le 11 février 1896, salle Denonvilliers.

Antécédents. — La grand'mère paternelle a une hernie. Un frère est mort du choléra infantile.

L'enfant, né à terme, a été élevé au sein et sevré à quinze mois.

Il a eu la rougeole à quinze mois. Il porte une hernie inguinale droite, connue depuis l'âge de deux ans et demi. A ce moment l'enfant a reçu un coup de pied dans l'aine et s'est plaint de douleurs abdominales. L'enfant a porté jour et nuit un bandage ; malgré cela, la hernie a augmenté et a acquis le volume d'un œuf de poule. L'enfant se plaint toujours de douleurs abdominales et ne peut courir.

A l'examen, l'enfant présente à droite une hernie grosse comme un œuf et descendant jusqu'à la partie moyenne des bourses. Les testicules sont descendus des deux côtés. A droite, l'anneau inguinal est fortement distendu et on y perçoit une impulsion très nette pendant la toux.

17 février. Cure radicale par M. A. Broca. On trouve un sac herniaire entouré de graisse ; à l'ouverture, il s'écoule un peu de liquide. La surface interne du sac est parsemée de granulations tuberculeuses discrètes.

Le 18 et le 19, la température s'élève à 40° et l'enfant meurt le 20 février.

Autopsie. — Aucune trace de péritonite opératoire ; le péritoine qui avoisine le collet du sac est sain, sans aucune granulation tuberculeuse.

Granulations tuberculeuses confluentes sur le bord adhérent de l'intestin ; il en existe encore sur le grand épiploon, sur l'épiploon gastro-hépatique, sur la face antérieure de l'estomac et sur ses bords. Toute la face concave du diaphragme en est couverte. Il y a de la péri-hépatite avec d'épaisses adhérences et des granulations tuberculeuses dans le foie Pas de liquide dans l'abdomen.

La plèvre viscérale droite est très adhérente au diaphragme; on trouve des granulations confluentes sur la plèvre costale : épanchement séreux, clair et citrin.

Rien aux sommets des poumons ni dans les autres organes.

OBSERVATION XXVI (R. Petit)

Lazare Car..., 2 ans et demi, entre le 11 mars 1896 à l'hôpital Trousseau, salle Denonvilliers, pour une hernie inguinale gauche.

Antécédents. — Aucun antécédent héréditaire. L'enfant, né à terme et élevé au sein, a eu la rougeole à dix mois et demi. A la suite il a eu une bronchite.

La hernie est connue depuis deux mois et demi seulement. L'enfant a de suite porté un bandage, mais pendant quelques jours seulement, car il ne pouvait le supporter.

L'enfant est sujet à la constipation depuis l'apparition de sa hernie; il se plaint de temps à autre de douleurs abdominales ; il ne peut marcher longtemps et se sent de suite fatigué.

A l'examen, on trouve à gauche une hernie inguinale qui peut avoir le volume d'un petit œuf de poule, avec un noyau induré à sa partie inférieure; la hernie descend presque jusqu'au fond des bourses. Les deux testicules sont descendus et en place.

A gauche l'anneau inguinal est élargi et on y perçoit de l'impulsion pendant la toux.

Opération, le 16 mars 1897, par M. A. Broca. - Cure radicale.

On trouve un sac funiculaire et à sa partie inférieure il existe un noyau adhérent au cordon; c'est un amas mollasse et fongueux qui semble tuberculeux.

Le sac, qui contient un peu de liquide, est d'ailleurs semé à sa face interne de nombreuses granulations tuberculeuses qui remontent plus discrètes vers le collet du sac et se continuent dans la cavité abdominale.

Ablation des fils le huitième jour. Réunion par première intention.

Le 26 mars, l'enfant sort guéri. La guérison s'est maintenue jusqu'ici.

OBSERVATION XXVII (Personnelle).

(Prise dans le service de M. Broca).

Com... Paul, âgé de 21 mois, entre à l'hôpital Trousseau en mars 1896, salle Denonvilliers, dans le service de M. le professeur Lannelongue, M. A. Broca assistant.

Antécédents héréditaires.— Le père du petit malade est âgé de 24 ans. Il a eu dans son enfance une fièvre typhoïde vers l'âge de 9 ans, dit-il. Il n'a jamais été très fort et a toujours beaucoup toussé ; mais c'est principalement depuis son retour du service militaire que la toux a augmenté. On peut donc penser de ce côté à un peu de bacillose au début.

Le grand-père paternel est mort à quarante-cinq ans, asthmatique, dit-on, et avec une maladie de cœur.

La grand'mère paternelle est encore vivante actuellement, mais elle a un kyste de l'ovaire.

La mère du malade a 23 ans ; elle a été réglée à 18 ans et a toujours été très anémique depuis. Elle ne présente actuellement aucun signe de tuberculose.

Le grand-père maternel est mort à quarante-deux ans de tuberculose pulmonaire. Quant à la grand'mère maternelle, elle est atteinte d'une névralgie sciatique et elle est très rhumatisante.

Antécédents personnels. — Ce petit malade a une sœur âgée de trois mois qui est bien portante. Quant à lui, il a été mis en nourrice pendant un mois environ ; à ce moment, il présenta des troubles digestifs et il eut une diarrhée verte intense qui dura pendant plus d'un mois et demi (juillet et août 1895).

Devant ces accidents, les parents retirèrent l'enfant de nourrice et l'élevèrent au biberon.

La mère s'est aperçue de quelque chose de gros vers le canal inguinal gauche alors que l'enfant n'avait qu'un mois.

Cette tumeur, nous dit-elle, disparaissait lorsque l'enfant était couché, mais elle ne tardait pas à se reproduire quand il était levé, ou quand il poussait des cris. Il s'agissait donc d'une hernie pour laquelle fut prescrit un bandage en caoutchouc.

Il avait aussi une hernie ombilicale légère, qui guérit au bout d'un an par le port d'un bandage.

Ce fut au commencement de mars 1896 que l'enfant entra à l'hôpital Trousseau, parce que la tumeur inguinale gauche avait augmenté de volume et surtout parce qu'elle était un peu douloureuse à la pression. C'est pourquoi la cure radicale fut décidée et pratiquée par M. le docteur A. Broca.

On trouva le testicule complètement envahi par la tuberculose ainsi que l'épididyme et le canal vagino-péritonéal qui, au moment de l'opération, ne contenait aucun viscère hernié, était aussi le siège de nombreuses granulations qui allaient en diminuant vers le collet du sac et ne semblaient pas se prolonger très loin.

Les lésions de la glande séminale étaient telles que M. Broca dût faire la castration complète de ce côté, et réséquer le sac le plus haut possible.

L'opération se passa du reste ainsi que les suites opératoires sans aucun incident et la cicatrisation se fit par première intention.

La pièce a été examinée par le docteur R. Petit, à l'Institut Pasteur. L'inoculation faite au cobaye a été positive au point de vue de la nature tuberculeuse.

Dans les coupes colorées à l'hématéine et à l'éosine, on remarque tout d'abord une prolifération conjonctive énorme sous le revêtement séreux. Au milieu de cette gangue fibreuse, on trouve en grand nombre des cellules géantes soit isolées, soit assez rapprochées les unes des autres.

Ces follicules tuberculeux sont tous placés dans la profondeur à une assez grande distance du revêtement séreux qui ne semble pas avoir été soulevé à leur niveau. Quelques-uns de ces follicules sont du reste en voie de transformation fibreuse, car les travées de tissu conjonctif jeune entourent le follicule de couches concentriques assez nettes. C'est donc une tuberculose en voie de guérison.

Les colorations par la méthode de Ziehl n'ont pas permis de voir des bacilles de Koch, mais leur existence est bien démontrée par l'inoculation.

Nous avons revu l'enfant le 13 décembre 1897. Son état général n'est pas très bon. Il tousse actuellement beaucoup et il est assez fortement oppressé. A la percussion, on trouve de la matité aux deux bases, mais légère. A l'auscultation, on n'entend que des râles de bronchite disséminés dans les deux poumons, mais sans prédominance vers les sommets, par exemple.

L'enfant suit toujours un traitement à l'huile de foie de morue.

Du côté de son opération, la cicatrice est parfaite et bien linéaire. Il n'existe à ce niveau aucune impulsion quand on fait tousser le malade.

Le ventre est normal et très souple au palper.

CHAPITRE VI.

DIAGNOSTIC

Le diagnostic de la tuberculose herniaire et vagino-péritonéale est excessivement difficile dans certains cas; dans certaines formes au contraire, il ne présente guère de difficultés, si l'on songe toutefois à la possibilité de cette affection sur laquelle l'attention a généralement été peu attirée jusqu'aujourd'hui. Enfin, ce diagnostic peut être tout à fait impossible.

Lorsque l'évolution est torpide, lorsque la maladie revèt la forme latente, il est à peu près impossible de la dépister. — Ou bien l'attention est attirée toute entière par les signes d'une tuberculose miliaire généralisée, et l'affection locale passe inaperçue; ou bien la marche est tellement insidieuse, les symptômes tellement effacés qu'on n'y prête aucune attention. — Dans le premier cas, du reste, le diagnostic de la tuberculose herniaire est sans aucun intérêt pour le chirurgien; devant la tuberculisation généralisée, qui serait tenté de faire une intervention chirurgicale sur une hernie? — L'absence de diagnostic n'a donc en ce cas aucune importance.

Dans la péritonite tuberculeuse avec tuberculose vagino-péritonéale, les symptômes sont au contraire assez nettement caractérisés pour que le diagnostic soit rendu véritablement facile; du reste les signes de tuberculose pulmonaire ou autre, viendront parfois en aide pour établir le diagnostic.

Dans la forme conglomérée, on se basera sur les symptômes que nous avons précédemment énumérés et sur lesquels nous n'avons pas à revenir maintenant.

En somme, le diagnostic est en général assez facile ou au contraire impossible chez l'enfant.

Il n'en est pas toujours de même chez l'adulte comme le fait remarquer Jonnesco, surtout lorsque l'on peut constater une masse néoplasique, une tumeur par le palper. — Quand la tumeur fait défaut, il faudrait d'après Jonnesco attacher une grande importance à l'élément douleur; il faudrait en particulier penser à la tuberculose, quand il existe des crises douloureuses revenant par accès et séparés par des intervalles de calme plus ou moins longs. Peut-être cependant ce symptôme seul n'est-il pas suffisant. Il ne nous a pas été donné d'observer de tuberculose herniaire chez l'adulte; mais chez l'enfant, la douleur fait souvent défaut, et d'autre part, nous avons plusieurs fois observé des poussées douloureuses sur des hernies d'adulte que l'opération n'a point démontré être tuberculeuse. — Nous croyons donc qu'il convient d'émettre quelques réserves sur l'importance du signe « douleur » s'il doit faire penser à la tuberculose, il nous semble qu'il n'a pas cependant une valeur absolue, et qu'on ne saurait prudemment baser un diagnostic sur ce seul symptôme.

Lorsque le palper permet de sentir une tumeur, à quelles affections pourrait-on songer? c'est ce que nous allons maintenant examiner.

Deux idées peuvent se présenter : celle d'une tumeur bénigne, et celle d'une tumeur maligne.

1° *Tumeur bénigne.* — Comme toutes les tumeurs bénignes intra-herniaires ont pour siège l'épiploon aux dépens duquel elles se développent, il n'y a donc à envisager ici que l'épiploïte tuberculeuse qui semble n'avoir jusqu'ici, été constatée que deux fois.

On pourrait croire peut-être à une épiploïte inflammatoire simple : on aurait également une masse dure, impossible à réduire, avec des noyaux irréguliers, résistants, de consistance variable. — Dans ces conditions, il faut l'avouer, le mieux que l'on puisse faire est le diagnostic d'épiploon enflammé; mais quant à savoir la nature de l'inflammation; est-elle simple ou tuberculeuse? on ne peut à ce point de vue faire que des suppositions. La production d'un kyste dans un épiploon enflammé n'est pas plus caractéristique; on la voit dans les cas d'inflammation simple; M. Berger l'a rencontrée sur un épiploon tuberculeux. Le diagnostic, en somme est absolument impossible, à moins que l'on ne fasse une ponction exploratrice, suivie d'inoculation du liquide au cobaye.

Pourrait-on croire à un lipôme ou à une hypertrophie graisseuse de l'épiploon ?...

Le lipôme de l'épiploon ne ressemble en rien par sa marche et son évolution à la tuberculose de cette membrane. Il progresse d'une façon infiniment lente, il ne s'accompagne d'aucun symptôme inflammatoire et ne devient irréductible que très tard et par augmentation de son volume. On peut en dire autant de l'épiploïte graisseuse généralisée : localement on sent une tumeur mollasse, étalée, pâteuse et qui est à peine sensible à la pression. Cela est donc bien différent de la douleur vive que nous avons signalée dans l'épiploïte tuberculeuse. De même on pourra facilement écarter l'hypothèse d'une frange épiploïque du gros intestin, atteinte d'hypertrophie graisseuse.

2° *Tumeurs malignes.* — Ces tumeurs herniaires sont aussi rares, sinon plus rares que la tuberculose herniaire. Il est du reste évident que le diagnostic ne peut rester hésitant chez les jeunes sujets.

Chez les malades d'un certain âge, il peut être difficile de se prononcer, et cependant c'est là une question importante à résoudre au point de vue de l'intervention. Il faut donc songer à la possibilité d'une tumeur maligne : Jonnesco dans son mémoire rapporte onze observations de tuberculose et résume les cas connus de néoplasme herniaire qui se montent à treize.

Les antécédents du malade peuvent être déjà des indices

utiles ; nous avons vu que dans la tuberculose herniaire, les antécédents tuberculeux sans être constants, ne sont pas rares. Il en est de même dans les cas du cancer; on retrouve souvent des tumeurs malignes dans la famille.

Il faut tenir grand compte aussi de l'état général du malade. Les cancéreux sont toujours cachectiques dans un état général mauvais, avec un teint particulier; au contraire, les tuberculeux herniaires sont des sujets atteints d'une tuberculose locale, et comme on le voit dans ces cas, ainsi que l'a montré le professeur Lannelongue, l'état général resta souvent excellent.

Un autre point important aussi est le siège de la hernie ; le néoplasme malin se greffe souvent sur la hernie ombilicale (4/13) ; or, la tuberculose n'a, jusqu'à ce jour, jamais été signalée sur ces variétés de hernie; on ne l'a vue que dans des hernies inguinales et quelquefois crurales.

Là ne sont pas les seuls éléments de diagnostic ; l'examen de la tumeur elle-même, les symptômes physiques et les symptômes fonctionnels sont différents dans les deux cas.

La hernie tuberculeuse, nous l'avons vu, conserve souvent les caractères communs de la hernie; il n'y a presque aucune modification dans les symptômes, la réductibilité en particulier persiste souvent; si la tumeur devient irréductible, ce qui est rare, elle l'est complètement. La peau qui la recouvre reste saine et normale. Les accidents locaux eux-mêmes font souvent défaut, nous l'avons dit en décrivant dans un précédent chapitre, la forme latente de la maladie. Il peut bien y avoir, il est vrai, de l'engouement, du pseudo-étranglement, mais ce sont là des symptômes généralement fugaces et passagers, et l'étranglement véritable est absolument rare.

Chez le cancéreux, les choses sont toutes différentes, la tumeur prend un accroissement considérable et parfois rapide; elle devient douloureuse avec des douleurs irradiées au loin, vers les cuisses, vers le cordon et jusqu'à l'épigastre. Rien de semblable dans la tuberculose où la douleur est généralement absente, contrairement à ce que dit Jonnesco. Enfin, la hernie cancéreuse ne tarde pas à devenir irréductible et complètement irréductible. On sent toujours une tumeur du sac ou contenue dans sa cavité, tantôt localisée, bien circonscrite, tantôt au contraire vague et empâtée, mal délimitée. De plus, la peau devient adhérente à la masse profonde qui est dure et inégale, les téguments sont envahis par la néoplasie et peuvent même s'ulcérer. Les accidents locaux sont donc en somme à peu près constants dans ces cas, l'étranglement est persistant et tenace, souvent très grave.

Les complications par extension sont communes dans les deux cas, mais tandis que la péritonite inflammatoire est rare dans la tuberculose, elle est fréquente dans le cancer, Enfin, le tableau clinique de la péritonite bacillaire est bien distinct de celui de la péritonite néoplasique.

Du reste, l'examen du malade, fait d'une façon complète,

donnera encore des renseignements ; dans un cas, on pourra trouver des traces de tuberculose pulmonaire ou de tuberculoses externes, abcès froids, ostéites tuberculeuses, etc... ; dans l'autre, on constatera des cancers viscéraux, de l'utérus, du foie, des fosses nasales, etc...

Le néoplasme ne se localise jamais uniquement sur un point de la hernie ; elle envahit tous ses tissus, tous ses éléments. Au contraire, la tuberculose est souvent localisée au sac uniquement ; elle est partielle.

Si donc, dans quelques circonstances, l'hésitation est permise, si le diagnostic peut présenter de sérieuses difficultés, nous croyons cependant qu'après un examen très complet, on pourra le plus souvent arriver à trancher la question et se prononcer pour ou contre le néoplasme malin.

CHAPITRE VII

PRONOSTIC

La question du pronostic est actuellement bien difficile à trancher, car le nombre des observations connues est encore très restreint relativement et dans bon nombre de cas, les malades n'ont pas été suivis assez longtemps. Le pronostic variera suivant des circonstances nombreuses.

Chez l'enfant, le pronostic n'est pas très défavorable, l'étranglement n'a pas été observé; mais il faut compter avec les complications du voisinage, il peut survenir une péritonite tuberculeuse, il peut y avoir de la tuberculose du testicule qui, dans certains cas, peut nécessiter la castration. Enfin, des complications lointaines doivent faire établir des réserves sérieuses; la tuberculose pulmonaire déjà existante peut continuer son évolution plus ou moins rapide; la méningite tuberculeuse peut éclater et terminer la séance d'une façon fatale.

En résumé, chez l'enfant le pronostic sera réservé, mais non mauvais. R. Petit considère qu'elle est même assez favorable. Deux malades seulement sur quinze ont succombé et chez l'un d'eux la terminaison fatale n'est imputable qu'à un accident fortuit.

Chez l'adulte il n'en est pas ainsi : le pseudo-étranglement, ou l'étranglement vrai ont été observés et entraînent le pronostic mauvais habituel. — Outre la péritonite tuberculeuse, on a constaté la péritonite simple mortelle. — Enfin le pronostic opératoire dépend surtout de la nature et de l'étendue des lésions que l'on constate. Dans tel cas la tuberculose est limitée au sac ou à l'épiploon ; l'intervention pourra être rapide et complète. Le sac est reséqué, l'épiploon sectionné après ligature et cela en tissus sains : là le pronostic sera réellement favorable. — Mais dans telle autre circonstance, on rencontrera des anses intestinales tuberculeuses, impossibles à reséquer ; si même elles peuvent l'être, cela constitue une intervention excessivement sérieuse et grave. D'autre part, la réduction de l'intestin tuberculeux dans le ventre comporte un pronostic très réservé pour l'avenir. Pourtant, disons-le de suite, la guérison peut survenir même dans ces cas, car l'opération peut agir, en somme, d'une façon analogue à la laparotomie pour péritonite tuberculeuse, comme nous le verrons plus loin.

Enfin les adhérences herniaires sont quelquefois étendues et résistantes, elles aggraveront le pronostic en nécessitant une opération longue, toujours sérieuse et difficile.

En terminant, nous rappellerons que l'avenir du malade,

n'est pas sans devoir laisser des craintes. Il ne faut pas oublier que c'est un terrain favorable pour la tuberculose et que par la suite, il pourra présenter encore des foyers de bacillose. C'est pour cela qu'il faut être très réservé quant au pronostic, même lorsque toutes les conditions les plus favorables se sont trouvées réunies chez le même sujet. C'est pour cela également que la cure opératoire devra toujours être suivie d'un traitement général prolongé, ainsi que nous allons le dire dans le chapitre suivant.

CHAPITRE VIII.

TRAITEMENT

La question du traitement ne laisse guère d'hésitation au point de vue de l'intervention : elle est nettement indiquée ou bien elle doit être complètement repoussée. — Il est évident que si la tuberculose herniaire s'accompagne d'une tuberculose pulmonaire à la dernière période ; si elle survient encore au cours d'une tuberculose miliaire aigüe, toute opération doit être écartée d'emblée.

Dans tous les autres cas l'intervention est nécessaire ; elle est logique et utile, car c'est ainsi seulement que l'on pourra débarrasser le malade d'un foyer de tuberculose et d'une hernie qui sont pour lui deux menaces continuelles. Il faut donc considérer ici le traitement comme devant se proposer deux buts : 1° parer aux accidents dont la hernie peut être le siège. 2° détruire le foyer de tuberculose, de façon à supprimer la tuberculose locale et à mettre le malade à l'abri d'une généralisation toujours à redouter.

Jonnesco résume ainsi, le mode de traitement qu'il convient d'employer pour répondre au premier but, c'est-à-dire pour parer aux divers accidents qui peuvent se produire du côté de la hernie :

« 1° La hernie douloureuse pourra nécessiter la cure radicale. (Legrand, Lucas Championnière).

« 2° La péritonite herniaire aussi sera traitée par la taille herniaire, suivie de la cure radicale. (Lucas Championnière).

« 3° L'irréductibilité partielle ou totale est une indication formelle pour la cure radicale. (Lucas Championnière, Boiffin, Berger).

« 4° Le pseudo-étranglement d'une hernie adhérente sera traité comme une hernie étranglée : kélotomie suivie de la cure radicale. (Boiffin).

« 5° L'âge des enfants au-dessous de cinq ans ne sera pas toujours une contre-indication formelle de la cure radicale. (Félizet), »

Nous ajouterons que cette dernière proposition est nettement affirmée par les succès que donne la cure radicale de la hernie chez l'enfant. — La statistique de M. Broca qui comporte plus de 900 cas de hernies opérées chez l'enfant, parle bien dans ce sens.

Le point le plus intéressant est celui de savoir quel traitement sera nécessité par la hernie tuberculeuse, considérée comme une tuberculose locale et plus que comme une hernie.

En principe, il faut évidemment chercher à détruire le

foyer tuberculeux aussi complètement que possible, dans les tuberculoses locales. Mais nous allons voir que pour la hernie, il n'en est pas tout à fait ainsi. S'il est incontestablement préférable d'enlever tout quand on peut dépasser les limites du mal sans trop de délabrement, nous voyons cependant que dans les cas contraires la terminaison heureuse a néanmoins été observée ; nous aurons à discuter du reste pourquoi.

La cure radicale est donc la cure qui s'impose ici ; cette cure sera faite pour toute hernie, et les différents temps en sont exactement les mêmes qu'en l'absence de la bacillose, mais ils sont diversement modifiés suivant les lésions que l'on rencontre. Après l'incision et la recherche du sac, facile à trouver en ces cas, il faut examiner le contenu de la hernie, si l'épiploon est le siège de tubercules il faut l'attirer au dehors et l'examiner avec soin pour tacher de faire sa résection en tissus sains, au besoin on pourrait être conduit à faire une hernio-laparotomie.

La tuberculose des anses intestinales herniées, soulève une importante question. Devra-t-on réséquer la portion d'intestin malade ou non ?

Nous ne pensons pas que l'entérectomie soit à conseiller. Elle constitue une opération longue malgré toutes les modifications nouvelles, et une opération dangereuse. Du reste elle n'est pas toujours possible à réaliser, car les lésions peuvent être très étendues.

On peut donc se contenter, après avoir libéré très prudemment les adhérences, de rentrer dans l'abdomen la partie de l'intestin herniée. Les recherches de Konig ont démontré que les lésions tuberculeuses circonscrites de l'intestin ont une tendance spontanée à évoluer vers la guérison, contrairement à ce que l'on dit en général. L'observation de Jourdan qne nous rapportons dans ce travail en est du reste un très bel exemple.

A cette question, du traitement du contenu herniaire, fait suite celle du traitement du sac. Celui-ci devra naturellement être disséqué ou plutôt décollé a l'aide des doigts, dans la plus grande étendue possible ; on s'aidera au besoin de quelques coups de ciseaux courbes s'il y avait des adhérences fibreuses trop fortes empêchant de faire le décollement de la séreuse dans le plan de clivage dont parle M. Broca, et qui est si manifeste. Le sac doit être attiré le plus loin possible au dehors et sectionné après ligature comme dans la cure radicale ordinaire.

On arrivera souvent par ce moyen à dépasser les limites du mal ; mais cependant pas toujours. Lorsque les granulations tuberculeuses remontent sur le péritoine et franchissent le collet de la hernie faudra-t-il comme le conseille Jonnesco faire une hernio-laparotomie ? Nous ne croyons pas que cela soit utile dans la majorité des cas ; on pourra seulement prolonger l'incision en haut et en dehors si les lésions étaient surtout accentuées au niveau du collet et du péritoine pariétal avoisinant ; cela permettrait d'enlever tout au moins les parties du péritoine qui sont les plus atteintes.

Même alors l'opération sera le plus souvent incomplète,

car les granulations se disséminent au loin sur la séreuse; mais le malade en bénéficiera cependant largement, comme dans les cas de laparotomie pour tuberculose péritonéale. On sait les bons résultats fournis par ce genre d'intervention et les statistiques de Konig, Truc, Kummel, Maurange, Ceccherelli, Routier, Bruhl, etc... sont tout à fait significatives à ce point de vue. Konig, dont la statistique est très importante, puisqu'elle porte sur 131 cas, trouve 30 guérisons radicales, s'étant maintenues au bout de deux ans au moins, ce qui fait une proportion de 24 pour 100, si l'on admet dans la statistique les guérisons datant de moins de deux ans, on arrive à la proportion de 65 guérisons pour 100. Par contre, la mortalité opératoire qui est, d'après Konig, de 18 pour 100 pour la laparotomie se trouve réduite à moins encore pour la herniotomie.

Un autre point reste encore à discuter : dans la hernie congénitale avec tuberculose du sac et dans l'hydrocèle tuberculeuse, quelle conduite faut-il tenir? Que doit-on faire du testicule? Dans ces cas, la dissection du sac reste la même, pour toute hernie congénitale; si le péritoine et la vaginale ne se sont pas différenciés, l'acte chirurgical achevera ce que la nature n'a pas encore fait. Après avoir amorcé la dissection du sac en son milieu en l'isolant des éléments du cordon, on conserve inférieurement assez de séreuse pour envelopper la glande séminale, tandis qu'en haut on poursuit la dissection comme pour un sac herniaire ordinaire, que l'on résèque. Un plan de sutures perdues peut alors fermer ce qui devient la vaginale, mais cela n'est même pas indispensable.

On complétera l'opération en reconstituant la paroi abdominale et le trajet inguinal comme cela se fait dans toute cure radicale de hernie.

Le testicule enfin sera examiné avec le plus grand soin ainsi que l'épididyme. Si, de ce côté, il existe des lésions tuberculeuses, il faut s'efforcer de les détruire, par des raclages avec la curette tranchante, par des cautérisations faites ensuite au chlorure de zinc; mais il ne faudra se résoudre à la castration qu'à la dernière limite et devant des lésions véritablement très étendues. En thèse générale, il faut donc conserver le testicule; c'est l'avis de M. Broca, c'est celui que donnent également Phocas, et R. Petit; nous nous y rallions complètement. Comment l'intervention agit-elle pour amener la guérison, lorsqu'on n'a pas pu dépasser les limites du semis de granulations sur le sac? Sans doute de la même façon que la laparotomie pour péritonite tuberculeuse, mais l'explication n'en est pas encore définitivement établie. Sans vouloir repasser ici toutes les hypothèses émises à ce sujet par Cabot, Cameron, Van der Warker, etc., etc., et dont le nombre même prouve l'incertitude, nous devons cependant rappeler que tout récemment M. Gatti, à l'hôpital Mauriziano, de Turin, a étudié expérimentalement l'histogénèse de la guérison de la tuberculose par la laparotomie. Dans un intéressant travail, l'auteur a montré que les tubercules isolés ou agglomérés, mais étant encore à la période fibreuse bénéficient seuls de l'intervention.

Pour les tubercules déjà caséeux, M. Gatti a pu se convaincre que la coque fibreuse qui les enveloppe ne devient ni plus forte ni plus épaisse après la laparotomie.

L'auteur se demande à quoi attribuer cet effet curatif de la laparotomie. Il arrive à cette conclusion que l'ouverture de la cavité abdominale crée des conditions défavorables à l'existence et à la multiplication des bacilles de Koch. Les protéines fournies par ces microbes après leur destruction provoqueraient ainsi la dégénérescence hydropique des cellules épithélioïdes. L'agent qui produirait cet effet nocif sur les bactéries serait, d'après Gatti, la sérosité dont il a su constater la présence dans la cavité abdominale les premiers jours qui suivaient la laparotomie.

Nous terminerons enfin, en rappelant qu'il ne faut pas négliger le traitement général.

On n'oubliera pas que le malade est un prédisposé à la tuberculose, qu'il garde même encore parfois d'autres lésions bacillaires peu avancées ; il faut seconder son organisme et le stimuler pour que l'affection tuberculeuse ne se renouvelle pas ou ne reprenne pas une marche envahissante.

On conseillera donc l'huile de foie de morue créosotée, le sirop d'iodure de fer, etc. En un mot, on instituera rigoureusement le traitement général de la tuberculose et on le fera continuer pendant longtemps.

CONCLUSIONS

I. La tuberculose peut s'installer primitivement et exclusivement sur la hernie et imprimer à ce département de la cavité abdominale des lésions et une allure cliniques qui nécessitent une description minutieuse.

II. Les tuberculoses herniaire et vagino-péritonéale doivent être réunies dans une même étude, car d'une part elles ont les mêmes causes, la même pathogénie et d'autre part la tuberculose porte bien plus souvent sur la hernie inguinale que sur la hernie crurale.

III. Cette tuberculose qu'il faut considérer comme une tuberculose locale est assez rare ; mais elle paraît plus fréquente chez l'enfant que chez l'adulte.

IV. Elle atteint plus souvent les hernies inguinales et on la trouve bien plus fréquemment dans le sexe masculin que dans le sexe féminin.

V. Les lésions peuvent débuter par le sac, ou par le testicule ; rarement elles naissent primitivement sur l'organe hernié.

VI. Au point de vue anatomique on peut voir deux formes différentes :

1° Tuberculose confluente ;

2° Tuberculose miliaire disséminée.

Ces deux formes peuvent s'accompagner ou non d'un épanchement. — Leur nature tuberculeuse est démontrée par l'inoculation au cobaye et par l'examen histologique.

VII. Cliniquement on peut reconnaître trois formes :

1° La forme latente ;

2° La péritonite tuberculeuse avec tuberculose herniaire ou vagino-péritonéale ;

3° La tuberculose localisée.

Entre ces deux dernières formes, on peut trouver tous les intermédiaires.

VIII. Les complications qui peuvent survenir sont : le pseudo-étranglement, la péritonite tuberculeuse, la tuberculose secondaire du testicule ou des organes herniés, enfin la tuberculisation généralisée.

IX. Le pronostic toujours sérieux, semble être plus mauvais chez l'adulte que chez l'enfant, au moins d'après les observations connues jusqu'à ce jour.

Dans tous les cas, le pronostic éloigné sera naturellement très réservé.

X. Le traitement qui s'impose est la cure radicale avec extirpation du sac disséqué le plus haut possible.

L'épiploon hernié sera réséqué, qu'il soit tuberculeux ou non.

Quant au testicule, il pourra le plus souvent être ménagé; cependant la castration est quelquefois nécessaire.

INDEX BIBLIOGRAPHIQUE

A. BROCA. — Bull. Soc. anatomique. 1894.

A. BOURSIER. — Dict. Encycl. des Sc. méd., 4e série, tome XIII, partie 11, 1888.

BRUNS. — Tuberculosishernia (Diese beitræge, Bd., IX, p. 705, S. 209).

CHARPY. — Des variétés chirurgicales du tissu osseux (Rev. de Chir., t. IV, 1884, p. 689.

CRUVEILHIER. — Traité d'anat. path. génér. Paris, 1862, t. IV, p. 668.

DOBROKLONSKI. — Arch. de méd. expérim., mars 1890.

FRANÇOIS. — Thèse de Lille, 1891.

HAEGLER. — Bruchsack tuberculose (Korrespondenzblatt für Schweizer, Aerzte, Basel, 1892, XXII, 761-767).

HANOT. — Thèse d'agrégation. Paris, 1883.

HAYEM. — Bull. Soc. anat., mars 1871.

JORDAN. — Sem. méd., 1895, p. 443.

JONNESCO. — Rev. de Chir., 1891, no 3 et 6, pages 185 et 455.

KONIG. — Centralbl. f. Chir., no 35, 30 août 1890, p. 657-660.

KIENER et POULET. — Compte rendu de l'Acad. des Sc., 1880 et Arch. de Phys., 1880 et 1881.

LARGEAU. — Bulletin et Mém. de la Soc. de chir. Paris, t. XIV, 1888, page 816.

LEJARS. — Gaz. des Hôp., no 88, 3 août 1889, p. 801-811.

LUCAS CHAMPIONNIÈRE. — Bullet. et Mém. de la Soc. de chir. Paris, tome XIV, 1888, page 816.

MENCIÈRE. — Rev. des mal. de l'Enfant, 1897.

RAYM. PETIT. — Revue de la tuberculose, 1897, p. 219.

PHOCAS. — Congrès français de chirurgie, 1871 et Arch. prov. de Chir., t. II, page 355.

PILLIET et A. BROCA. — Soc. anat., 26 oct. 1894.

PUECH (Nîmes). — Annales de Gynécologie, t. X, 1879, p. 321 et 335.

ROTH. — Sem. méd., 13 mai 1891.

ROSER. — Marburg. N. G. Elivert, 1889, p. 21.

RINDFLEISCH. Traité d'histologie pathologique. Trad. de F. Gross et J. Schmitt. Paris, 1888, page 318.

SANTUCCI. — Settimana med. dello Sperimentale, 27 juin et 4 juillet 1896, p. 200.

SOUTHAM. — Tubercle of hernial sacs, with notes two cases (medical chronicle, april 1892, XVI, 19-21).

SPILLMANN. — Thèse d'agrégation, 1878 et Dict. Encycl. des Sc. médic., t. XXIII, 2e série, page 395.

TENDERISCH. — Deutsch zeitsh. für Chir. LXI, fas. 1, 3, 8 janv. 1696.

TSHERNING. — Betragt niger over Peritoneal tuberculoses (Virch. Hirsch. Jahresbericht für 1891).

WATERHOUSE. — Wirchow's Archiv., 4 fév., 1890, t. CXIX, fasc. 2, page 342.

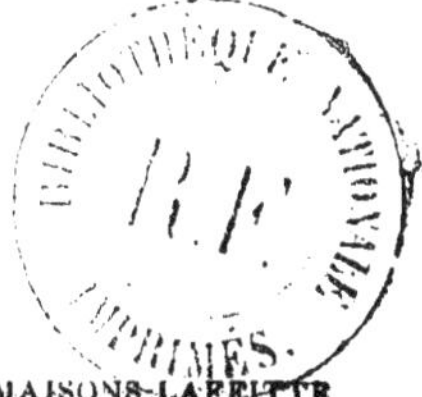

IMP. CH. LEPICE, 10, RUE DES COTES, MAISONS-LAFFITTE

www.ingramcontent.com/pod-product-compliance
Ingram Content Group UK Ltd.
Pitfield, Milton Keynes, MK11 3LW, UK
UKHW020356230726
13925UKWH00003B/1147